民国医家临证论丛

民国医家论产后病

上海市中医文献馆

总主编　贾　杨　毕丽娟

主　编　张　利

主　审　黄素英

上海科学技术出版社

内 容 提 要

本书以《中国近代中医药期刊汇编》为搜集整理对象,将期刊中与产后病相关的文章进行了系统梳理,并进行了适当筛选,筛选原则主要秉承学术性、时代性、对现代临床具有指导性的原则,选定具有代表性的文章 71 篇,并根据内容将这些文章分别归类于病证诊治、用药经验、产后调摄、产后病验案四章。其中病证诊治部分 28 篇,主要包括系统性论述产后病诊治经验,如产后病之研究,以及按某一具体产后病种论述诊治经验,如产后发热、产后风、产后血晕、产后血崩、产后浮肿、产后便秘、产后腹痛、产后痢、产后乳汁不下、产后伤食等;用药经验部分 19 篇;产后调摄部分 5 篇;产后验案部分 19 篇,供大家了解学习民国时期中医妇科的学术观点、学术经验。

本书可供中医妇科医生或对中医妇科感兴趣的读者阅读参考。

图书在版编目(CIP)数据

民国医家论产后病 / 张利主编. -- 上海 : 上海科学技术出版社, 2024. 9. -- (民国医家临证论丛 / 贾杨,毕丽娟总主编). -- ISBN 978-7-5478-6789-1

Ⅰ. R271.4

中国国家版本馆CIP数据核字第2024TN8053号

本书出版得到以下项目支持:

1. 国家中医药管理局"黄素英全国名老中医药专家传承工作室"(发文号:国中医药人教函〔2022〕75 号)。

2. 上海市卫生健康委员会"黄素英上海市名老中医学术经验研究工作室"(项目编号:SHGZS‑202247)。

民国医家论产后病

主编 张 利

上海世纪出版(集团)有限公司
上海 科 学 技 术 出 版 社 出版、发行
(上海市闵行区号景路 159 弄 A 座 9F‑10F)
邮政编码 201101   www.sstp.cn
常熟市华顺印刷有限公司印刷
开本 787×1092   1/16   印张 8.75
字数 120 千字
2024 年 9 月第 1 版   2024 年 9 月第 1 次印刷
ISBN 978‑7‑5478‑6789‑1/R・3085
定价:58.00 元

编委会名单

丛 书 前 言

近代中国，社会巨变，从传统走向现代的大转变过程中，新思潮不断涌现。中医受到前所未有的质疑和排斥，逐渐被推向"废止"的边缘，举步维艰。客观形势要求中医必须探索出一系列革新举措来救亡图存，创办期刊就是其中的重要方式之一。中医界以余伯陶、恽铁樵、张赞臣等名医为代表，先后创办中医期刊近 300 种，为振兴中医学术发挥了喉舌作用。这些期刊多由名医创刊并撰稿，刊名即反映创刊主旨，具有鲜明的旗帜性，在中医界具有广泛影响力；期刊同时也是学术平台，注重发展会员、发布信息，团结中医界共同致力于学术交流。

近代中医药期刊不仅承载了近代中医学科的学术思想、临床经验和医史文献资料，全面反映了中医行业的生存状态以及为谋求发展所做的种种探索和尝试，客观揭示了这一历史时期西方医学对中医学术界的冲击和影响，也从侧面折射出近代中国独特的社会、历史、文化变迁。近代中医期刊内容丰富、形式多样，涵盖医事新闻、行业态度、政府法规、医案验方、批评论说、医家介绍、医籍连载，乃至逸闻、小说、诗词，更有难得的照片资料，具有重要的研究价值。所涉研究领域广阔，包括中医学、文献学、历史学、社会学、教育学等诸多学科，是研究近代中医不可或缺的第一手资料。以近代中医期刊为主体，整理和挖掘其中有学术价值和现实意义的内容，无论在研究对象、选题还是内容上，都具有系统性和创新性。鉴于近代医药期刊作为学术界新兴的研究领域，尚处于起步阶段，亟待形成清晰的研究脉络和突出的研究重点，学术界当给予更多的关注和投入，以期产生更多有影响力的研究成果。

　　然而由于年代久远、社会动荡，时至今日，近代中医药期刊多已零散难觅，流传保存情况堪忧，大型图书馆鲜有收藏，即使幸存几种，也多成孤帙残卷，加之纸张酥脆老化，查阅极为不便。由上海中医药大学终身教授段逸山先生主编的《中国近代中医药期刊汇编》（后简称《汇编》），选编清末至1949年出版的重要中医药期刊47种影印出版，是对近代中医药期刊的抢救性保护，也是近年来中医药文献整理的大型文化工程。《汇编》将质量和价值较高的近代中医期刊，予以扫描整理并撰写提要，客观展示了近代中医界的真实面貌，是研究近代中医学术的重要文献，为中医文献和中医临床工作者全面了解、研究近代中医药期刊文献提供了重要资料和路径。

　　上海市中医文献馆多年来始终致力于海派中医研究和中医药医史文献研究，通过对《汇编》分类整理，从中挑选出具有较高学术价值的内容，加以注释评述，编撰成"民国医家临证论丛"系列丛书。2021年出版伤寒、针灸、月经病三种，2024年整理出版金匮、产后病、妊娠病、妇科医案、疟疾、本草、温病时疫、眼科，重点围绕理论创新、学术争鸣、经典阐述、临证经验、方药探究等主题展开研究，试图比较全面地反映近代中医药学术内涵和特色。

　　段教授认为，对民国期刊的整理研究工作要进一步深入下去，对这些珍贵的文献资料要深入研究，要让它们变成有生命的东西，可以为中医工作者所用，为现代中医药研究发展提供帮助。吾辈当延续近代中医先贤们锐意进取、勇于创新、博学求实、团结合作的精神与风貌，在传承精华和守正创新中行稳致远。希望本套丛书的出版，能为增进人民健康福祉，为建设健康中国做出一份贡献。

编　者

2024年6月

前　言

　　民国时期是中国历史上一个特殊时期,在整个中医药学的发展进程中起到了承上启下的作用。民国时期,随着西医传入中国,中医受到了很大影响,中医逐步趋向衰落,甚至面临被废止的境地。为了谋求中医发展,加强中医界医家的沟通联络、学习交流、普及相关医药知识,中医界进行了前所未有的探索,创办了大量中医药期刊,并且很多中医名家参与创办期刊,撰写稿件。中医药期刊在中医文献中是一种特殊的载体形式,不仅具有重要的文献价值、史学价值,也具有非常重要的临床价值。

　　民国期刊具有鲜明的时代性、学术性和权威性,内容涉及内、外、妇、儿、针灸、骨伤、推拿、药学等多个学科,为了了解民国时期中医妇科的学术发展水平,学习民国医家治疗妇科病证的学术经验,本书搜集整理了《中国近代中医药期刊汇编》中所涉产后病的文章,筛选整理,汇编成册,分为病证诊治、用药经验、产后调摄、产后病验案四章。其中病证诊治部分28篇,主要内容包括系统性论述产后病诊治经验,如产后病之研究;以及按某一具体产后病种论述诊治经验,如产后发热、产后风、产后血晕、产后血崩、产后浮肿、产后便秘、产后腹痛、产后痢、产后乳汁不下、产后伤食等。用药经验部分19篇,产后调摄部分5篇,产后验案部分19篇。

　　本书同类内容按刊登时间先后排序。书中对相关作者尽可能进行注释,但很多作者生平简介无从查找,则未作注释。民国期刊规范性不足,有不少错字、别字,予以径改,不出注。有些由外文音译过来的术语,无相关资料查证,故予保留原貌。本书所载虎胫骨等中药材,根据国发〔1993〕39 号、卫药发〔1993〕59 号文,属于禁用之列,均以代用品代替,书中所述仅作为文献参考。同时,为了方便读者阅读,编者结合体会对每章撰写按语,因水平有限,仅供读者参考。

编　者

2024 年 6 月

目　　录

第一章　病证诊治

产后病之研究

时逸人[①]

因生产之故,直接消耗母体之血液水分,间接使心脏、肺脏、脑部发生衰弱之现状者,故恒多虚弱之证。丹溪所谓"治产后病,当以大补气血为先",诚有见于此也。但以衰弱体之质,则生病易,及其病也,则调治尤难,有非专用补药所能治者。兹特分别发病之部分,及受病之性质,分述于下。

附论产后用药之大概:产后用药,应当禁忌者,寒药如山栀、芩、连、石膏、知母等,热药如附、桂等,补品如人参、白术、黄芪等,汗下之品如麻黄、羌活、硝黄等,苟非有确实证候,皆不可轻易妄用。古传产后忌用白芍,因其有收敛性,为恶露未尽者所不宜。寒热补泻诸药,有时因证候上所需要,可以酌量少用外,惟发汗之品,绝对不可一试。因临产时出血甚多,血中胶质,必然缺少,发汗药能刺激汗腺,使血管扩张,血行加速,在血液亏耗,血中胶质缺少之体质,误汗必有大出血之危险,不可不慎。又俗传胎前多热,宜用凉药,产后多寒,宜用温药,亦有相当之见解。盖以产后去血甚多,心脏必然衰

[①] 时逸人(1896—1966):江苏无锡人。1928年在上海创设江左国医讲习所,并受聘于上海中医专门学校、中国医学院等校,担任古今疫症教授。1929年秋受聘于山西中医改进研究会,主编《山西医学杂志》。抗日战争爆发后,曾辗转武汉、重庆、昆明,后返回上海,于中国医学院、新中国医学院、上海中医专门学校等校任教,后又创办复兴中医专科学校,并主办《复兴中医杂志》。中华人民共和国成立前夕在南京创办首都中医院,1949年秋又创办中医专修班,后转入江苏省中医学校任教。1955年由卫生部聘至中国中医研究院,后任西苑医院内科主任。1961年派赴宁夏回族自治区人民医院任中医科主任。著有《中国妇科病学》《中国急性传染病学》等多部著作。

弱,温补之剂,多能强心,清泻之剂,反足妨碍心脏之动作。苟非有大热之证候,误服清热之药,立见危险,不可不慎。又产后脉搏,宜见沉细弱小和缓为顺,洪大数搏有力为逆。以产后脉管变硬,乃为逆证也。

一、产后子宫之病

胎儿既出,子宫空虚,或子宫收缩乏力,而胞衣不下;或子宫排泄乏力,而恶露不下;或子宫破裂而出血太多;或子宫翻转而致下脱;皆产后子宫之病也。兹分述之。

(一) 胞衣不下

[原因] 子宫收缩乏力,不能缩小,将胎盘逼出。胎盘之内空虚,血液流出,以致胀大。

[病理] 子宫收缩乏力,既不能缩小,将胎盘逼去,又不能收敛血管,以致去血太多。在胎儿甫出,子宫空虚之时,则所出之血,凝积在内,阻滞胎盘,胀大难下。或有因气分虚弱,无力催送下出者。

[症候] 产妇多体弱无力,少腹满闷,或有胀痛者,如血液流入,胎盘胀大难下,则恶露排泄停止,间有呕逆、气促、心烦等证。

[诊断] 脉搏沉静和缓者顺,浮大洪数者逆。单胞衣不下易治,兼他证者,不易治。

[治法] 宜用补血活血化滞之剂。

[处方] 全当归一两,川芎三钱,川牛膝五钱,蒲黄二钱,桃仁三钱,丹皮钱半,木通一钱,赤苓三钱。上方水煎,加童便一盏冲服(加味牛膝汤)。

[加减法] 呕逆气促者,加沉香五分,琥珀一钱。

[附记] 胎儿产出后,停数分钟,至十余分钟,即当发生后阵痛,以产出胎盘。若经过半小时之久,后阵痛微弱,胎盘迟不产出,须用子宫底摩擦法(即在腹部摩擦,从腹壁上握子宫底,压向下部,逐渐摩擦,使胎盘容易从子宫剥离),以促胎盘之产出。此法行之过早,胎盘亦易破碎,致一部分,留于子宫内,日久腐烂,易发生大出血之险证。故用手摩擦,须使压下,而不破碎,方为妥当。倘有摩擦法,胎盘仍未产下,可以用撮法。即用手入产门内,

拉下胎盘。然此法非常危险。一恐拉伤子宫及大血管,二恐拉破胎盘。手法必须预为练熟,临时方不致误。又子宫颈痉挛及膀胱充满,皆能妨碍胎盘之产下,故当注意其当时所发生之证候。

(二) 恶露不下

[原因] 或因宗气虚弱,子宫收缩无力;或因气机郁滞,血液循环障碍;致恶露停留不下。

[病理] 产后已离血管之废血,从阴道而下流者,通称恶露。因胎儿在子宫之内,血管连及母体,以输灌荣养成分,胎儿产出之后,血管破裂之处,血液犹出,必待子宫缩小恢复之后,出血方止。其体强者,子宫恢复迅速,出血不多,且易流下。其体弱者,子宫恢复迟缓,出血较多,且难流下。已离血管之血,即为无用之物,必须排出,方为无病。若因气虚而子宫收缩无力,则瘀血不能送出,或气滞而血液运行缓慢,则瘀血不能排泄,或因受寒而血凝,或因受热而血干,必致瘀血积于子宫,子宫愈难缩小,每致少腹有块硬痛,俗呼为儿枕痛,皆恶露不下之害也。

[证候] 初则少腹胀痛,虽痛可忍,继则积瘀成块,渐渐发热,腹中发剧烈之疼痛,阴部放恶臭,甚则恶心呕吐,谵话晕厥,或转成心腹痛、癥瘕、血瘀、劳瘵等症。皆由血瘀于内而起也。

[诊断] 脉弦滞者,宜疏利。脉沉弱者,宜温化。脉虚弦者,宜攻补兼施。脉弦而滑大,乃败证也,不治,不大者可治。舌赤宜养阴,苔薄白者顺。

[治法] 拟活血疏利导浊法,用加减生化、失笑散等方。

[处方] 全当归三钱,川芎五分,益母草三钱,桃仁三钱,川红花一钱,丹皮钱半,炙草五分,炮姜炭三分,川牛膝钱半。上方水煎服(加味生化汤)。

又方 蒲黄二钱,五灵脂三钱,山甲片三钱,明乳香钱半,没药钱半,炮姜炭五分。上药水煎,加童便冲服(加味失笑散)。

又方 益母草三钱,丹参三钱,桃仁三钱,藕汁五钱,全当归三钱,益元散三钱,童便一两。上方水煎,冲童便服(石氏新订新生化汤)。

[附记] 陈自明曰:产后恶露不下,多因劳伤虚损,或冷风相搏所致,治宜用失笑散。若气滞血凝,用花蕊石散。若因劳伤虚损,以四物汤合炮姜加

行瘀之剂。其因风冷者,用五积散。其儿枕痛者,用失笑散。行之既行而仍痛者,四神散调之。若恶心作呕,此属气虚,参用六君子。若发热头痛,而腹痛喜按,此属血虚,用四物加炮姜、参、术。若恶露不下,而虚烦发热,宜用当归补血汤。沈尧封曰:产后恶露不来,轻则夺命散加艾叶,重则无极丸。寒凝者,用肉桂、红花等药,或花蕊石散。王孟英曰:产后苟无寒证的据,一切辛热之药皆忌。恶露不来,腹无痛苦,勿乱投药饵,听之可也。如其痛胀者,只宜丹参、丹皮、元胡、滑石、益母草、山楂、泽兰、桃仁、归尾、通草之类为治,慎毋妄投峻剂。张寿颐曰:产后无瘀,非可概用攻破,苟其体质素虚,血液不充,即使恶露无多,而腹无胀痛之苦,轻投攻破之剂,必有崩脱之虞。生化汤偏于辛热,产后恶露不行而发热者,生化汤原为禁剂。孟英深恶此方,不为无见。

[编者按]陈自明学说,已成现代通行之官方药,夫人皆知之。惟因风冷而恶露不行者,用五积散,未免泛而不切。余意宜用蕲艾、荆芥炭、炮姜、桃仁、归尾、红花等味。若恶露不下,而虚烦发热,便以当归补血投之。真是笼统立言,毫无分别。烦而着名为虚者,其必有心悸怔忡、头眩口渴之见证,其为脑部充血无疑,当归、黄芪岂可随便取用。或问如是者,竟无虚寒证候,亦非也。发热之际,以恶寒与不恶寒为断。非在未发之初,问其恶寒与不恶寒也,惟以当发热之际,喜着衣被,便可得其寒证、热证之大概。仲景所谓身大热,而反欲得近衣者,此热在皮肤,寒在骨髓也。身大寒,反不欲近衣者,此寒在皮肤,热在骨髓也。其寒其热,于以证明。民七之冬,岁在戊午,有乡妇某氏,产后十余日,恶露不下,心烦口渴,夜不成寐,目红面赤,唇焦舌燥,壮热灼手,不欲着衣,脉在六至以上,弦而细数。热势如此,其急。前医尚以保元、八珍、当归补血、生化等汤,以为和阳摄阴之具。或以六味、八味,沾沾于壮水之主,益火之源,滋腻杂投,适足为病树帜。余深知前方之误,力主用青蒿、鳖甲、知母、丹皮、花粉、生地、元参、赤芍、滑石、益母草等投剂获效,数服而安。此以热而不欲着衣,故知其为热也。

又有张氏妇,产后十余日,恶露不行,少腹作胀,小便通利,寒热大作,头眩昏晕。延医用四物汤加发散之剂,遂显热势昏狂,谵语烦乱,苔绛口渴等证。更医以为热入血室,用小柴胡汤服后病势转甚。余见其热势甚壮,时或如狂,少腹拒按,小便自利,因思此乃伤寒下焦蓄血症。处方以桃仁承气汤,一剂而安。设明知其败精瘀血,而用失笑、虎杖等方,和缓处之,必致旷日持久,非治产后病之良法也。于是可知恶露不行,其方非一。

又壬戌之春,余氏妇初产后,因身体太弱,服补剂而恶露不行,骨蒸身热,白带甚多。医者以育阴退热为事,余以其身大热而不喜去衣,引被蒙首,决为虚阳外浮之象,乃以生化汤加减治之。用当归、川芎、桃仁、红花、桂枝、炙草、炮姜炭、赤白芍、蕲艾、益母草等,一剂而热退,再剂而瘀行带止。又按《达生篇》载生化汤,用当归、川芎、炙草、桃仁、炮姜、陈酒等,注重辛温回阳温运法。若阴虚火旺之体质,大非所宜,王孟英、吴鞠通辈,竭力攻之,诚是也。石蒂南氏,另订新生化汤,用益母草、丹参、童便、当归、益元散、桃仁、藕汁等,于活血行血药中,加益元散、童便之清热利小便,藕汁之清热生津液,不可谓非石氏之巧思神悟。惟皆用以治产后瘀血停滞之病,无故而服之,决不可也。《达生篇》劝人产后宜多服生化汤,真是庸人自扰。但以余之所验,以产后病症,阳虚不运者,实为多数,如脘闷呕恶,肢凉自汗,身热恶寒,瘀行不畅等症,用旧生化汤加化痰顺气品,大有殊功,非石氏新订之方所能及。惟热甚烦躁,不欲近衣,瘀热内结之见症,宜以新生化汤治之,非旧方所可侥幸也。西医云岫氏谓产后为子宫血管破裂,宜用麦角肾上腺等收敛之剂。中药代用,以阿胶最佳云云。衡以中医治产后病症,专以行瘀为事,洵为极端相反。惟彼用手术将瘀血洗涤净尽,投以收敛剂,尚无大碍。中国产科惟恃天然之作用,无手术之可言,瘀血停止于子宫者甚多,故中医治产后变生诸症,用行瘀剂,最为合拍。若盲从西说,以收敛剂冒昧从事,害不旋踵,所当戒之。

[附方] 夺命散:没药一钱,血竭一钱。研末,分二次,糖调下。

无极丹:生大黄一斤切作四份,一份童便食盐制,一份醇酒制,再与巴豆同炒微焦去豆,一份红花制,一份当归淡醋制。

(三)出血太多

产后恶露不下,固足为病,而出血过多,亦属危险。依其出血之分量,及证势之经过,分别为血崩及漏下二种,兹略述于下。

1. 漏下

[原因及病理]有因接产者,手术料理不善,以致子宫、阴道等部之创伤,破裂难复者。有因元气不足,子宫缩小乏力,血管破裂之处,未能充分凝结,气无统摄之权,是以出血太多。有因血结于内,阻碍血液循环之道路,而致出血者。

[症候]在生产后,一月有余,仍然漏下,淋漓不止。其色或深紫,或浅淡,或腥臭,或秽浊,亦有血色如常者。其全身症候,有头晕、心悸,腰酸腹胀,或两胁串痛,潮热烦闷,少眠少食,精神萎困,形体瘦削,发全身急性贫血重症者。

[诊断]其色深紫者,为内热。浅淡及血色如常者,为虚。腥臭或秽浊者,内有停滞。脉弦滞为瘀结,脉涩而弱为血虚。

[治法]拟止血法。停瘀者,佐以消导。气虚者,佐以补益。如创伤破裂者,宜用手术缝合法较妥。

[处方]全当归五钱,炒白芍四钱,地榆炭三钱,阿胶珠四钱,煅牡蛎三钱,大生地三钱,白茯苓三钱,益母草三钱,血余炭三钱,陈皮钱半。上方水煎,加童便少许冲服(加减止漏汤)。

[加减法]内瘀有瘀结,加桃仁三钱,丹皮钱半,川红花八分,山甲片二钱。虚弱者,人参二钱,大熟地五钱,升麻三分,煅龙骨三钱。内热者,加炒山栀钱半,酒条芩钱半,生龟板四钱,生鳖甲三钱。寒者,加炮姜炭三分,蕲艾叶三钱,鹿角胶三钱。腹满,加川朴八分,砂仁八分。腹痛,加台乌钱半,川楝子钱半。漏下不止,下血过多者,加棕皮炭三钱,炙黄芪三钱。

[附记]《大全良方》载陈氏云:平素虚损不足,产后伤于经血,或临产之际,出血已多,伤及冲任,致令气血不调,故恶露淋漓不绝。沈尧封曰:产后恶露过多不止,用伏龙肝二两煎汤澄清,烊入阿胶一两服。如不应,加人参。张寿颐云:新产恶露过多,而鲜红无瘀者,是肝之疏泄无度,肾之闭藏无权,冲任不能约束,关闸尽废,暴脱大是可虞。伏龙肝,温而兼涩;阿胶澂浊扬清,本是血崩上剂;重用独用,其力最专,其功最捷,在一味独参汤之上。必

无不应之理，如果不应，则更可危。龙牡救逆，亦所必需。盐山张氏云：妇女行经，多而且久，过期不止，或不时漏下，以及产后恶露不止者，宜安冲汤。方用白术、生芪、龙骨、牡蛎各六钱，生地、白芍、乌贼骨、续断各四钱，茜草三钱。治之多效。

[编者按] 产后恶露不绝之症冶，所注重者，在兼症夹症耳。譬如兼恶寒发热之感冒，则治宜宣达。夹胸满气逆之郁怒，则治宜舒郁。兼症夹症既清，本症亦当自止。又在中国旧式之接生妇，手术不甚妥当，每易瘀血停滞。故对于恶露不绝之诊查，一须询其距离生产之时期，在以前医书，必谓经过一个月以后，而恶露仍然不减少者；二所下之血，为鲜红色，为紫暗色，或如鱼脑鱼肠，腐败腥臭者，或少腹块痛拒按者，心悸或怔忡眩晕自汗者。综上二项，审其为虚为实之大纲，辨其兼症、夹症之有无。其因瘀而致恶露不绝者，行其瘀则自止。或因虚而致恶露不绝者，则淋漓不断。久漏成崩，大是可虞。故陈氏主张：虚损不足，伤于经血，或有冷气，而脏腑不调云云。是盖子宫血液之疾患。一因静脉吸收血液之能力减少。二因管壁薄弱，易于破裂。三因产时血管破裂处，侵入细菌属于第一项。因身中之阳气不足，陈氏谓之内有冷气，脏腑不调是也，属于第二项。因血液虚弱，血浆减少，所谓虚损不足，伤于经血是也，属于第三项。因用具未经消毒，不洁之传染，等于局部之创伤，侵入细菌，发炎肿痛，排出血液，亦斯症发生原因之一端。阳虚不能摄血者，则甘草干姜汤为正治，配入生化、归脾，酌其虚实而用之可也。虚弱之证，有阴虚及气虚之不同，则补中益气人参固本斟酌加减，用之为妥。若不洁之传染，注重局部之洗涤，则非中医内科方法所擅长。沈尧封氏用伏龙肝入烊阿胶一方，注重填补血管破裂之处，尚有深意，实可备用。重者参以龙骨、牡蛎、续断等品，必能奏效。若夫黄芪、茜草等药，补泻皆嫌太过，非可以漫试之也，惟虚之极，瘀之甚者，所当别论。故并列之云。

2. 血崩

[原因及病理] 同前。

[症候] 血液注下，势如涌泉，腰酸，腹痛喜按，口唇淡白，面无华色，精神困倦，沉沉若睡，或汗多气弱，形脱肢冷，亦有胸腹胀闷，气粗喘促者。

［诊断］脉微而弱者，宜大补气血。脉滑而数者，宜清利痰热。脉弦滞者，止血佐以消导。形不脱者易治，形已脱者难治。口鼻气冷者，宜回阳强心。口鼻气热喘促者，宜清热降逆。

［治法］拟大补气血，佐以止血之法。

［处方］全当归一两，炒白芍五钱，大生、熟地各五钱，炮姜炭一钱，山萸肉三钱，川芎二钱，炙草钱半，煅龙骨四钱，煅牡蛎四钱，阿胶四钱（加酒烊化冲），蕲艾叶三钱，棕皮炭五钱（同煎）。上方水煎，另用台党参一两，炙黄芪五钱，煎浓汁冲入温服。另服热童便一小杯（加味圣愈胶艾合方）。

［加减法］内热者，加炒山栀炭二钱，酒炒条芩二钱，生龟板四钱，地榆炭三钱。内有停瘀，脉弦滞，腹痛作胀拒按者，兼服十灰散三钱，或加生蒲黄二钱，山甲片二钱，桃仁三钱，丹皮一钱。内寒者，加桂心一钱，鹿角胶三钱，炮姜炭一钱。气粗喘促者，加苏子钱半，蒌皮钱半，沉香五分。胸脘满闷者，加枳壳、川郁金、砂仁、陈皮各一钱。气虚下陷者，加升麻五分，柴胡五分。

［附记］（编者按）产后血崩之病源，不外劳动太早，用力过度，以及房劳内伤，妄笑举手等所致。治之之法，宜急止其崩，以棕皮炭最有捷效，较西医之霉麦为胜。余则审其兼症夹症而治之，或用四物加川连、黄芩、阿胶、地榆之清热，或用四物加黄芪、潞参、炮姜、山萸、龙骨、牡蛎等以温补而固涩，权衡于二者之间，方为恰当。《金鉴》用十全大补加味，未免呆笨。普通妇科治血崩之方法，分阴虚阳搏，用知柏、四物。劳伤冲任，用大剂芎、归。痰郁凝滞，用一味香附。风热乘肝，用桑叶、荆芥合四物。思虑伤脾，用归脾。暴怒伤阴，用一贯煎。元气下脱，用当归补血。以此分别投之，虽不中不远矣。惟产后崩症，其方则不能相同。《大全良方》载产后误服攻破之剂，其血如涌，恶寒肢冷，上吐下泻，用六君子加炮姜，四剂而愈。又因怒而崩，手足抽搐，牙关紧闭，投以和肝养阴之品，厥疾乃瘳。戴复庵云：产后崩症，或清血或秽浊，或纯下瘀血，或腐臭不堪，甚则头目昏晕，四肢厥冷，急宜童便调理中汤，加入百草霜饮之。又有崩甚而腹痛，人多疑为恶血未尽，又见血色瘀黑，愈信瘀停之说，不敢止涩。殊不知瘀停腹痛，血通则痛止，崩行腹痛，血住则痛止，若必拘泥待痛止而后补之，恐此人无生理矣。宜芎归汤，加炮姜、

附片,止其血而痛自止。戴氏之言,颇有见道。余于己未之冬,友人妇,产后未周时,患血崩症,因其境不佳,未产前劳动太过,产后又不克静养,故稍闻人声,便觉眼目发黑,心慌目眩,而血液大下。余诊其脉,沉细软弱,似有似无,四肢及面部皆冷,上身冷汗自出,神识皆沉,有欲脱之状。处方以甘草、炮姜为主,加当归、川芎、白术、白芍、党参、艾叶、益母草等,投剂获效,数服而安。又前年里戚中某氏妇,产后数日,并无其他症状,忽患崩症。余以意度之,当为不慎房劳所致。处以黄芪、党参、阿胶、艾叶、山萸肉、龙牡、棕皮炭等品,大剂投之,数服乃效。于此可见产后血崩之治法,不拘于一格也。

(四)子宫翻出症

[原因]因临产时间过久,或难产,或胎盘产下困难,子宫底因受压迫,中气不能固摄,遂致脱下,甚或翻出。

[病理]胎儿产下之后,子宫随胎盘产下而脱去,西名子宫翻转。丹溪谓:产妇阴户内一物,如帕下垂,或如黄钵,俗名产颓,即是证也。子宫脱出之后,则其内之血管,最易破裂,每致出血太多,骤然死亡。间有脱出之一部分,变成死组织,脱去之后,方能收入者。薛立斋医案中曾有此证,云一产妇,子宫脱出肿大,二日后方缩入,损落一片,殊类猪肝,此即组织坏死而脱出者。又古书有产门不闭一证,实即子宫脱出之轻症,西名子宫不全翻转。塞在子宫颈、阴道之间,以致产门不能闭也。

[症候]阴道外或阴道间,脱出一物,其形如帕,又似肿瘤。其质为暗赤色之黏膜状,最易出血。其全身症候,如少腹割痛,不思饮食,或有呕吐恶心,及神志不宁,烦而少眠等。

[诊断]脉搏微细频数,舌赤苔白。多属气分虚弱之征象。

[治法]拟用大补气血佐以升提之法。

[处方]台党参一两,炙黄芪五钱,全当归一两,炒白芍五钱,炒白术三钱,白茯苓钱半,陈皮钱半,升麻五分,柴胡五分,阿胶三钱(加酒烊化冲),川楝子五分,法半夏钱半。上方水煎温服,连服二剂(加味补中益气汤)。

又方　五倍子五钱,煎汤熏洗。

[附记]西医对于本病之处置。子宫翻转,在阴道外,先以消毒纱布包

之,并宜安静正卧,垫高臀部,将翻转之子宫徐徐送入,随骨盘之方向而正复之。如有附着胎盘遗留物,宜剥离除去之。正复后严禁努责,注意子宫收缩之状态,对于出血,当讲求急性出血之处置。

二、产后乳部之病

乳为哺养婴儿之唯一食品。产后乳房胀大,有乳汁从乳腺分泌而出,此属内分泌之作用。未孕之前,乳房微胀,有少许乳汁者,应在卵珠之成熟。即孕之后,乳头色黑,分泌乳汁,应在胚胎之长养。既产之后,供给婴儿食料,故乳汁分泌尤多。当授乳之际,易患乳病,亦产后常有之病也,兹分节述之。

(一) 乳汁缺少证

[原因] 有属于遗传性及生理上自然之作用,乳腺发育不充者。有因病而乳汁缺少者。

[病理] 凡乳腺组织在生理上发育不充者,乳汁必少。此其原因有三:一因遗传,一因内分泌腺衰弱,一因束乳太紧之故。此三项,皆属生理上组织发育之不充。又有不关于生理上之变化,而专属于病理之作用者,其理有二:一为乳汁分泌来源之衰少,如饮食减少,大便泻泄,以及一切胃肠等病是。一为乳汁分泌路途之阻塞,如忧愁太过,思虑过深,以及郁闷忿怒等类是。又有发热重而液耗,出血多而血虚,皆足酿成乳汁缺少之病症。至若生产四五月后,有月经即行者,有过一年之后,月经方行者。血脉充足者,月经虽行,乳汁分泌仍不减少。血脉衰涸者,月经行后乳汁立减。哺乳之时,多食咸物,亦足能令乳少,故产妇食物,以淡为佳。

[症候] 产妇所分泌之乳汁,不足供给婴儿之食,即为乳汁缺少之证。

[诊断] 乳汁缺乏,有属于生理上之变态者,药物治疗,不易奏效。有属于病理上之作用,宜察其兼证夹证而治之。

[治法] 拟用增加乳腺分泌之剂。

[处方] 山甲尾二钱,王不留行三钱,通草一钱,全当归三钱,花粉四钱,天、麦冬各三钱,炒白芍三钱,大生地四钱,西洋参钱半,炙草一钱。上方水

煎,加酒少许冲服(加味通乳汤)。

[加减法]如饮食减少,大便泄泻者,加炒苡米、车前子各钱半,木香、砂仁各五分,炒建曲、鸡内金各三钱,去天麦冬、白芍、花粉。其内有寒者,加炮姜炭、桂心各五分。如忧愁思太过者,加木香五分,桂圆肉三钱,炒于术二钱,石菖蒲二钱。如郁闷及忿怒者,加川楝子、吴萸、川连、柴胡各五分。痰多,加蒌皮三钱、浙贝钱半、白芥子一钱。

[附记]乳汁缺少,由于精神感动者,精神复原后,乳汁亦可增多。由于营养不良者,供给充分之营养食品,乳汁亦有增多之望。惟由于乳腺之发育不全者,则终身无增多之望。普通助乳之营养物,如白汤煮猪蹄子、白汤煮活鲫鱼,或加山甲、当归、通草等同煎,则奏效尤捷。或云钟乳石为通乳腺之专剂,功效甚伟,惜编者尚未一试也。又有一种体质,营养本不充足,而乳汁非常之多,历时过久,必成全身贫血症。治疗方法可用白术、茯苓、山楂、陈皮、建曲等煎汤服,亦必少加当归、白芍、生地等方妥。盖催进吸收之剂,服之遇多,恐与乳汁之分泌有碍也。

(二)乳汁自出症

[原因]由生理上气分虚弱而起。

[病理]未产以前乳汁自出者,古名乳泣,生子多难长养,盖因内分泌腺养胎之机能,未待分娩,而先至于乳,则养胎之力,必然减少,故其所生之子,难以长养。有产后而乳汁自出者,于产妇身体最易损伤,盖因食物之营养成分,完全由乳汁外出。在病理上之研究,无论其为未产乳先出,既产乳自出,皆与植物性神经有关。妊娠时交感神经兴奋,故无乳汁,胎儿产出后,植物性神经紧张,故有乳汁。植物性神经司阴液,交感性神经司阳气。乳汁自出,属交感神经兴奋紧张之能力不足,故中医指为阳气虚弱,实为有经验之谈也。

[症候]未产前,或既产后,乳汁自出者。其全身症候,有心悸、怔忡、头晕、少眠、自汗、言语气弱、乏力、饮食无味、大便泄泻等证。

[诊断]多现气虚现象。

[治法]拟用补气方法。

［处方］炙黄芪四钱，台党参五钱，广陈皮钱半，炒白术三钱，炙升麻三钱，当归身五钱，云茯苓三钱，柴胡五分，川桂枝五分，炒白芍三钱。上方水煎服（加减补中益气汤）。

又方　大生地一两，真阿胶五钱，炙甘草五钱，吉林参五钱，胡麻仁四钱，大麦冬五钱，桂枝尖三钱，陈绍酒五钱，南黑枣五个，鲜生姜三钱，炒白芍三钱。姜、枣先煎代水，后入诸药，共煎浓汁。纳阿胶烊化，冲入绍酒温服（炙甘草汤加白芍）。

（三）乳房结核

［原因］由于精神郁结及忧思忿怒等太过而起。

［病理］乳房内之乳腺，如有一部分不能通利者，必致结成肿块。其在动脉部分，多发炎肿胀作痛，中医称为乳痈。其在静脉部分，当初起之时，仅如棋子大之一硬块，按之则痛，不按则不痛，人每忽焉视之，及至数年之后，硬处破溃，形若岩穴之状，中医名为乳岩，则不易治矣。故勿以乳房结核为小患，当思善法，以调治之。

［症候及诊断］初起之时，舌苔、脉搏多无甚变化，惟乳房中有一结核硬块，按之即痛，不按则不痛。

［治法］拟用调气活血，疏通凝滞之剂。

［处方］小生地五钱，全当归三钱，柴胡五分，薄荷三分，生白芍三钱，炙草五分，广皮五分，玫瑰花五分，竹沥五钱，陈绍酒二钱（冲），粉丹皮一钱，炒山栀一钱。上方水煎服（新加酒沥汤内服调气活血）。

又方　蒲公英二两，酒煎成浓汁，调入香附末一两作饼状，加入麝香一分，乘热敷患处，冷则易热再敷之。每日敷三五次，每次敷二十分钟，十日有效，一月除根（香附饼子外敷疏通凝滞）。

（四）乳房肿痛

［原因］新产后，儿未能饮，乳房则肿痛者，俗名为妒乳。若在小儿吸乳之际，忽发炎肿痛者，俗名吹乳。皆乳房红赤肿痛之症。西医指为儿口发炎之传染，与中医所言吹乳之成因，大致相同也。

［病理］乳汁停滞于乳腺内，因一腺之停滞，波及他腺之壅塞，以致发炎

肿痛蕴酿腐化,变为脓血,此本证发生之原理也。

[症候]乳汁不通,蓄积在内,遂成红肿坚硬,壅塞乳道。有疼痛剧烈者,亦有不甚疼痛,坚硬如石者。

[诊断]脉洪数,舌赤者,宜清热。脉弦滞,苔腻者,宜疏利。

[治法]无论初期、中期,总以消散为是。

[处方]银花三钱,归尾三钱,浙贝二钱,角刺一钱,连翘三钱,陈皮钱半,花粉四钱,制乳、没各钱半,白芷钱半,生草节一钱,蒌皮四钱,赤苓三钱,山甲片三钱。上方水煎,连服二剂(加味真人活命饮)。

如意金黄散　外敷有清热活血之效。

醒消丸　内服有消坚化积之效。

以上二方,见王洪绪《外科证治全生集》。

三、产后兼发之病

产后气血虚弱,疾病易生,非特子宫乳部发生疾患,即全身各部发生疾病,亦甚易易。《内经》所谓虚则着而为病是也,兹分述如下。

(一)蓐劳

[原因]由难产劳倦过度,或产后劳动太早,以致神经疲劳,心肺之功用衰弱,体中抵抗力减低,感受产蓐热之病菌,乃成本病。

[病理]本症之病理,中医学说谓因虚损而成,西医学说谓由传染病菌而得。其立言虽似歧异,而用意实相同也。大抵病菌之得以滋生于体内,必其人自身之能力薄弱,失却抵抗解毒排泄诸作用,病菌乃乘机暴发,始则为局部之创伤,继则为全身症候,此病菌毒素侵袭过程也。

[症候]头晕昏沉,多卧少起,全身发热,或骨蒸潮热,自汗盗汗,骨节作痛,饮食减少,恶露停止,白带极多,脉象细数。口渴头痛,颜面潮红,精神不宁,不能安睡。或有子宫及卵巢发炎,腹中胀痛,手不能按者,或有因全腹膜发炎,腹部膨满,恶心呕吐,咳嗽气促者。

[诊断]脉虚者,宜强心健肺。脉数者,宜清热消炎。脉小为顺,脉大为逆。

［治法］宜和血行滞，强心清热，消毒止汗，和中诸法。

［处方］全当归三钱，炒白芍三钱，桃仁泥三钱，川桂枝钱半，白茯苓三钱，炒建曲三钱，炙甘草一钱，炮姜炭八分，银花炭三钱，连翘壳三钱，川红花钱半，广陈皮钱半。上方水煎，连服二剂（加味生化汤）。

［加减法］气分虚弱者，条参五钱。心脏衰弱者，加附片八分。内热重者，加酒炒黄芩一钱。头重而晕者，加川牛膝钱半。腰酸痛者，加生杜仲、骨碎补各三钱。自汗、盗汗者，加山萸肉三钱，五味子八分。呕吐恶心者，加生赭石、灶心土各三钱。咳嗽气促者，加桑皮三钱，白前钱半。痰多，加白芥子一钱，浙贝一钱。腹中胀痛者，加山甲片三钱，制乳、没各钱半。

（二）血晕

［原因及病理］产后血晕之症，有脑贫血及脑充血二种。其有因难产之后，疲劳已极者，因血去过多，心脑乏血者，皆属于脑贫血症。其有因瘀血停滞，秽浊壅塞，及痰热内阻，神明蒙蔽，皆属于脑充血症。其受病之原理各异，发病之症候不同，兹分述之。

［症候及诊断］（脑贫血证）忽然晕厥，不知人事，面白唇淡，口鼻气微，手足厥冷，脉微欲绝，下血不止，古称中气下陷。（脑充血证）忽然晕厥，不知人事，面赤唇红，口鼻气粗，牙关紧闭，脉数有力，恶露不行，古称瘀血冲心。

［治法］脑贫血症，宜用补脑补气诸方法，使血液能输灌于脑。脑充血症，宜用降逆清脑诸方法，以减脑部之血压。

［救急法］用烧红煤炭一大块，用砂钵一个，盛好陈醋一斤，将红炭投于醋内，用其气熏鼻。又用热手巾揩面部。（治脑贫血）

又法　用生石膏、牙皂、白芷各一分，冰片三厘，各研末，次入鼻内取嚏。再用热手巾揩面。（治脑充血）

［处方］炙黄芪五钱，吉林参五钱，上鹿茸五分（冲），全当归五钱，炒白术三钱，白茯苓三钱，炙甘草一钱，陈皮钱半，炙升麻五分，炙柴胡五分，上川芎钱半，荆芥炭五分。上方水煎，加酒少许冲服，连服二剂（加减补中益气汤治脑贫血）。

又方　川牛膝三钱，生赭石三钱，桃仁泥三钱，川红花钱半，上陈皮钱半，法夏二钱，焦三仙三钱，赤苓三钱，粉丹皮钱半，炒白芍三钱，当归尾三钱，条沙参三钱。上方水煎，加童便少许温服（加味降逆清神汤治脑充血）。

　　[附记]（编者按）血晕一症，以脑充血、脑贫血为主体。因血压脑部而致充血者，多面赤、烦躁、身热气粗、脉弦数有力。因脑贫血而致血晕者，多面白无色、气息微弱、唇色淡白、脉息无力等症。其有兼痰饮阻中，兼怒气伤肝者，必有兼症足以证明。中医治血晕症，以瘀血上冲为主。西医治血晕症，以脑部贫血为主。实亦各有所见。沈尧封氏，治产后发晕，二日不醒，产后恶露甚少，晕时恶露已断，用没药、血竭等药，服下即醒。又于庚辰春，吕姓妇分娩，次日患血晕，略醒一刻，又目闭头倾，一日数十发，其恶露甚多，无少间断。用阿胶一两，冲童便服，是夜晕虽少减，而头汗出，少腹痛，寒战如疟，战已发热更甚。投没药、血竭等，酒服二钱，寒热腹痛、发热皆除，后遂渐愈。于此可见，中医治血晕证，多用活血剂，实有见道之言。王孟英治周鹤庭室人，新产后血晕，自汗懒言，脉虚弦而大，乃投牡蛎、石英、龟板、鳖甲、琥珀、丹参、甘草、小麦等，覆杯即减，数日霍然。此因血虚有素，既产则阴血下夺，阳越不潜，设泥新产瘀冲之常例，而不细参脉证，必致误事。笺疏以眩晕昏冒，无非阴虚于下，阳越于上，况在新产，下元陡虚，孤阳上越，尤其浅而易见。《素问》以下虚上实，为厥颠疾，血之与气，并走于上，则为大厥，厥则暴死，气返则生，不返则死。古医亦明言病本在脑，与西医血冲脑经之说，若合符节，无如后世医者，各标臆说，痰迷心窍，误为血晕之真谛，实误之极矣。苟识此病源，皆是气火升浮，则镇纳浮阳，即是无上捷诀。至察病之机，以血虚瘀血，作两大法门，一实一虚，一闭一脱，不容混乱。丹溪晚出，谓虚火载血上升，较为明晰。沈尧封重用阿胶、童便，填补血浆，增益阴液，以配浮阳。更以童便之直捷下行者为之向导，故其功甚捷。其没药、血竭，虽似为破瘀而设，然亦只泄降下行，以顺其静脉之郁血，非攻逐峻剂可比。惟酒气升腾，实足为病树帜。古医以为酒性雄壮，藉作疏通之用，不知昏晕之症，概属脑病，滋阴潜阳，尤恐不及，讵可慢投升达之剂。其吕妇产后发晕一症，虚象显然，阿胶、童便本极相宜，然效不显，而头汗出，则是酒之误事。腹痛者气必

滞,阿胶腻补,则非所宜。再投夺命散,效即大著。但产后血晕,虚症最多,不可误认瘀血上冲,浪投攻利。夺命散能舒静脉之郁血,亦非大破之比。王孟英氏,以新产血晕,为阴血下夺,而阳不潜,选用镇摄潜降之法,不可概投破瘀之品,最是至理明言,故节录之,以资研究。

(三)产后风

[原因及病理]古代医家,见产后有四肢抽搐、角弓反张等病状,概谓之为产后风。有疑其为外风传入者,唐宋医家多主张用小续命等方。有疑其为产时亡血伤津,为神经枯燥之现状者。其实本症发生之起点,多由临产之际,子宫、阴道等破伤部分,感受破伤风病菌所致。病菌分泌毒素,蔓延全体,故现神经反常诸现象。若其为亡血伤津之神经枯燥之证候,而不关于破伤风病之传染者,实居多数也。

[症候]前驱期精神懊侬,睡眠不安,饮食减少,胸脘烦闷,创伤部分,肿胀疼痛,或化脓腐溃。发病期先见咽下困难,咬筋紧张,继则牙关紧闭,头项强直,全身躯干,弯向后方,所谓角弓反张是也,四肢痉挛,胸腹肌肉强硬如板,目光直视或斜视。急性者,发后数小时即死。慢性者,时发时止,时轻时重,有延至一二十日以上者(详细症候参考《传染病》下卷破伤风证候)。

[诊断]在本病诊断上所当注意者,须与亡血伤津之神经枯燥症,详细判别,方不致误。一本证发生,多属急性,与伤津证之慢性者不同。二本证多发生全身神经反常诸证候,与伤津者单现手指抽搐瘈疭、筋惕肉瞤不同。基上二点,故本证不得与亡血伤津之病并为一谈。

[治法]拟内用驱风活血等方法,并于创伤部行严密之消毒。

[处方]荆芥穗(炒成炭)三钱,全当归三钱,炒黑豆(酒淬)三钱,独活钱半。上方水煎,温服(华佗愈风散)。

又方 当归须三钱,炒赤芍钱半,粉丹皮钱半,白茯苓三钱,橘络二钱,丝瓜络三钱,竹茹三钱,鸡血藤三钱。上方水煎服(加味活络饮)。

[附记]《金匮》载新产妇人有三病,痉病居其一,盖指亡血伤津之神经枯燥,发生痉挛瘈疭等症状而言,宜用养血生津滋阴等方法,与破伤风之证候治法,各不相同。爰说明其大概如此。

(四) 气喘

[原因及病理] 产后气喘,有虚、实二证。虚者,因副肾内分泌素之变化,吸收沉降之机能减少,以致心、肺之作用不能维持正规之常态。实者,因瘀血痰涩壅积在内,阻碍肺气下行之道路。兹分别述之。

[证候] (虚喘) 喘息抬肩,呼吸不利,咯稀痰,自汗食少,脉微弱,面脱色,头晕心悸,气弱不能言,足冷溺清,或有面赤娇艳者。(实喘) 喘息抬肩,呼吸不利,痰涩壅甚,大便秘,小便少,心烦恶热,胸满脘闷,恶露不行,腹胀满,脉弦数或滑数者。

[诊断] 在病之症候上,分别虚证、实证之界限,则用药自无大误。脉虚弱者,宜补气强心。脉细弱者,宜补肾固气。脉滑、苔厚,宜利痰。脉滞、舌绛,宜行血。

[治法] 虚喘宜用补气固气法。实喘宜用行血化痰法。

[处方] 西洋参五钱,钟乳石五分,川浙贝各钱半,五味子一钱,炒白芍三钱,全当归三钱,炒建曲三钱,白茯苓三钱。上方水煎,温服(加减补肺汤治虚喘)。

[加减法] 内寒,加附片五分,上安桂五分。内热,加马兜铃三钱,酒炒黄芩钱半。气不降,加川牛膝钱半,灵磁石三钱,前胡钱半。痰不利,加牛蒡子八分,白芥子五分,桔梗一钱。肾阴虚者,加大熟地五钱,山萸肉四钱,送服黑锡丹二钱(如吞丸不便可用黑锡丹三钱,加入同煎)。

又方　苏木三钱,台党参五钱,丹皮钱半,桃仁泥三钱,炒川朴钱半,甜杏仁三钱,法夏钱半,加白茯苓三钱,桂枝钱半,蒌皮三钱,炒枳壳钱半,五味子五钱,前胡钱半。上方水煎服,连服二剂(加味定喘汤治实喘)。

痰多,加白芥子、白附子各五分。内热甚,大便秘,加飞滑石、酒军各钱半。

[附记] 产后喘症,妇科书籍,多视为坏病。其因实而致气喘,有疑为败血冲肺者,其实瘀血停滞,循环障碍,致肺部功用为之壅塞耳。宜用疏通降泄之剂,即可奏效。

(五) 脘痛与腹痛

[原因及病理] 脘痛之成因,多由于饮食之时,胃中分泌消化液体,忽遇

精神上之刺激,则是项之分泌液中含有毒素,胃神经受其刺激,故作疼痛。亦有痰饮宿食生冷停滞之为害者。腹痛之病理,有因宿食停滞,酿成肠壁之发炎者;有因血液衰少,神经拘急而作痛者;有因瘀血阻滞,压迫神经而作痛者。宜按其证候,分别治之。

[症候](脘痛)胃部发生痉挛样疼痛,时痛时止,与饮食无关,亦有食入而疼痛较甚者。(腹痛)初起少腹痛,膨满紧张,腹壁硬固,按之痛甚,消化力不强,饮食减少。其因血虚而痛者,则早宽暮急,痛处得按摩则稍止。其因宿食停积而痛者,多有秘结或泄泻,呕吐烦渴发热等现状。

[诊断]脉迟弱者,宜温补。脉滑数者,宜清热。脉弦滞者,宜消导。脉实苔厚者,宜通下。

[治法]拟用和胃止痛活血诸法。

[处方]制香附钱半,良姜一钱,全当归三钱,炒白芍三钱,陈皮钱半,黄郁金钱半,花粉三钱,川楝子一钱,白茯苓三钱。上方水煎服(加味良附汤治胃痛)。

又方　广木香钱半,全当归三钱,陈皮钱半,炒白芍三钱,砂仁末钱半,桃仁泥三钱,白茯苓三钱,川红花钱半,炒川朴钱半,炒枳实钱半,台乌钱半,川楝子钱半。上方水煎服(加味香砂枳朴汤治瘀停腹痛)。

又方　炙甘草汤(见前)(治血虚腹痛)。

又方　银花三钱,粉丹皮钱半,生赭石三钱,砂仁末钱半,连翘三钱,酒芩钱半,广木香钱半,陈皮钱半,炒山栀钱半,酒军钱半,炒川朴钱半,赤苓三钱,焦三仙四钱,大腹皮三钱,灶心土三钱,台乌钱半。上方水煎,温服(加味消胃化滞汤治宿食停积腹痛)。

(六) 便秘与泄泻

[原因及病理]《金匮》以大便难,为产后三病之一。诚以血液亏耗,大肠枯燥,而且胎儿产下,腹中宽空,推进之力因而减少,故常觉便难。又产后体力未曾恢复,多脾胃虚弱,消化之能力不充。或因过饥过饱,或因食生冷油腻等难消化之物,遂致酿成泄泻者。

1. 便秘

[症候]大便秘结,三五日去一次,或六七日去一次,便而不畅,腹中并无

胀痛之感觉者(如有身热便秘,腹中胀痛诸症候,仍照伤寒阳明病之治法)。

[诊断] 脉涩宜养血,脉弱宜补气,脉弦滞宜疏通。

[治法] 拟用养血润肠法。

[处方] 全当归五钱,大生地五钱,知母三钱,生白芍四钱,陈皮钱半,炒建曲三钱,炒枳实钱半,桃仁泥三钱。上方水煎,温服(加味清燥养荣汤治血虚便秘)。

又方　台党参五钱,全当归五钱,甜苁蓉四钱,川牛膝二钱,炒枳实钱半,泽泻钱半。上方水煎,温服(加味济川煎治气虚便秘)。

2. 泄泻

[证候] 腹痛腹鸣,泻出淡黄色之稀粪水,小便减少,或腹胀,久则精神困倦,饮食减少,身体日渐虚弱。

[诊断] 脉涩宜养血和胃。脉虚弱者宜补气。

[治法] 拟用和胃止泻法。

[处方] 炒苡米三钱,车前子三钱,台党参五钱,广木香钱半,陈皮钱半,砂仁末一钱,炒川朴钱半,酒芩钱半,焦三仙三钱,淡干姜一钱。上方水煎服(加减平胃饮)。

[加减法] 脾胃虚者,加白术三钱,苍术炭二钱,黑豆五钱。肾阴虚者,加大熟地五钱,炒山药五钱。下多者,加煅龙骨、牡蛎各三钱。中气下陷者,加升麻、柴胡各六分。

(《医学杂志》1934 年 10 月)

诊治产后当分五级时期说

黄眉孙①

所谓产后,当以百日为期。百日以后,若非老弱痼疾,宜以常法治之。若漫

---

① 黄眉孙:民国医家,广东人,曾在《神州医药学报》发表多篇文章,如《论针灸为宜保存之国粹》《益母草详考》等。

无限制,不知新旧之时期,治病转无把握。且产妇之气血由渐而复,需之时日,乃能复原。昔余先祖眉谷公教余诊治产妇,分五级时期。以新产七日内为第一级,十五日内为第二级,一月内为第三级,五十日内为第四级,一百日内为第五级,所用诸药,变通尽善,故能手到回春,确有见地。若笼统以产后名之,笼统以产后治法治之,则时日之久暂已有不同,气血之还原不无差别。此中之轩轾,辨之只在几微耳。前人所论产后之症大都蒙混立言,毫无鉴别。试问产后七日内与产后百日内同等视之,一则为去血大多元气大弱,一则为瘀去新生荣卫将复,体质已有不同,诊治岂无岐异,此我同道诸君所极当研究者也。至若单纯产后之症,因产而得者,如胎衣不下也,子宫不收也,产门不闭也,血晕腹痛也,恶露不尽也,乳汁不通也,子肠脱出也,自无久暂之不同,随症治之,自无不可。余所以划分五级者,或由于内伤,或由于外感,不关于生产受病,诊治之法必当损益,咸宜斟酌尽善,方无遗憾耳。昔朱丹溪谓:产后以大补气血为主,虽有他病以末治之,诚哉是言,可为产后良法,然亦当以意为鉴别。在第一级时期中所谓大补气血者占十之九,在第二级时期中则占十之八,在第三级时期中则占十之七,在第四级时期中则占十之六,在第五级时期中则占十之五,以次增减,分时之久暂为治病之准绳。尤当分轻重治法,为产后之规则,故其中有二种之关系焉。其一种为气血两虚,病乘而入,由产后牵连而为受病原因也,放虚弱之人,喜、怒、哀、乐、爱、恶、欲,七情感其中,风、寒、暑、湿、燥、火六气侵其外,自易受病者。何也?盖由内而言,则五脏衰弱、六腑空虚、七情易感而成病,由外而言则皮肤薄劣、筋脉弛纵、六气易染而为灾。其在平时,荣、卫二气充足壮实,可以抵制病魔者。当此时期自无能为力,所以百病之侵皆由于气血之弱,其在第一级时期至为危急,二级、三级次之,四级、五级又次之。此等受病缘由,较之平人有天渊之隔,执治平人之成法治之,自有大谬。不然者,惟以养补元气为主,治病为辅,权其轻重,分其缓急,审症用药,斟酌时宜,乃无顾此失彼之患,而致差之毫厘失之千里耳。此所谓以元气为重,以病症为轻者,此一种也。其一种为年少气盛,生产后素无疾病,弥月以后经水即来,体质未亏,气血未惫,猝然得病。苦在第一级、第二级时期尚无妨,攻补并用,倘在第三级时期以后,苟泥守成规,大补气血,转致补住邪气,发生危险,故补正祛邪之说施于壮盛之人,诚恐南辕北辙,祸患有不可胜言者,能弗慎哉!夫好补而恶攻者,人之常情也。谓产后必当调补者,世俗之惯例也,不知宜补者虽十居八九,不宜补者亦居十之二三,未必绝无而仅有也。予诊病多年,遇不宜峻补者,投以高丽及四君、四物,一剂重而二剂危者,比比矣。奈何今世医生,多执成见,以补为能,谓幸而济彼之福也。吾任受德不幸,而不济则为普通治法,彼此皆然。吾不任受,怨嗟乎?自为计,则得矣。其如生命何哉。此以病症为重,元气为轻者,又一种也。忆前二十年,读书多而临症少,每谓产后不过大补气血,即有他病,亦止于补剂中用一二味对症之药便可痊愈。及临症日久,方知产后之病,变幻多端,殊有非口舌所能尽,笔墨所能罄者。惟分出五级时期,此中之加减乘除,在临症时神而明之,变而通之,何者为虚,何者为实,何者宜补,何者宜攻,审其病候,察其病情,见不囿于一隅,于望、闻、问、切四诊中求其确凿证据,以为用药之南针,或者可告无罪于自己之良心也矣。

(《神州医药学报》1923 年 12 月)

产褥热及其疗法

郭云霄

不论何种疾患,下诊断之际,常宜详细检察,以阐明其真相,至产褥热,而尤不可轻忽者也。近人竟有对产褥时之发热患者,而下产褥热之诊断,殊属令人可笑。大凡产褥时之发热者,多由分娩时之创伤传染,然其他热性传染病、肺炎、结核症、肾盂炎、膀胱炎等,亦可招致之。故就发热之褥妇,下确切之诊断,宜先检内科的并外科的疾患之有无,而不可不严行子宫内恶露之培养、血液及尿之检查。

产褥热者,乃分娩时,生殖器之创面受细菌之有害作用,而生之一种创伤热也。

产褥热专由外来传染而起。彼榛美尔歪司氏,于西历一千八百六十年倡导以来,经奚尔修、华以笃、吴英凯等诸学者之研究,严守消毒法,至今日本病患者之率,已日见减少。毫无疑义,然尚未能绝其根株者,是何以故。

盖一则为消毒法之不备，一则为榛美尔歪司氏所谓稀有之自家传染也。

通常内子宫口以上无菌，在妊妇之膣及外阴部，虽常有细菌之存在，其毒力大抵微弱，一朝压迫裂伤等之损伤，组织之抵抗力减少，或潴留之恶露、残留胎盘、遗残卵成分等之存在时，或由子宫内洗涤、恶露进入于子宫腔内时，挥发其毒性，繁殖于组织中，惹起传染。

产褥时之发热，大抵在分娩后四五日以内，其以后则较少，欲知其理，不可不明其病理之一端。

分娩时会阴破裂等产道之大损伤，人工的虽能避之，然外阴部、膣或颈管上皮肤之剥离，或浅在性裂伤，为常有之症。分娩之后，子宫内膜，由子宫内口至喇叭管开口部，全形缺损，黏膜之结缔组织，暴露于子宫内，上皮细胞，于内膜腺之深部，仅能认之。胎盘附着部，淋巴管及静脉尽开口，大细胞层全缺如。内膜腺腔，以血球充实，且在子宫血管及淋巴管多。产褥时吸收作用旺盛，邻接于子宫之腹膜腔，并可视为一大淋巴腔。

产褥第一日，当黏膜之残留部，白血球著浸润，黏膜之一层，构成厚肉芽组织。产褥第二日，一由子宫全体之收缩，一由子宫内膜腺之上皮细胞增殖，而内膜腺之开口，全行闭锁。至产褥第五日，上皮细胞殆全覆子宫内面，而防细菌之侵入，只于胎盘附着部，上皮细胞尚缺损，其上层仅构成血栓而已。故过产褥第五日，除胎盘附着部外，已可免传染之危险，只余胎盘附着部之血栓，细菌尚可增殖，然亦非适当之培养基，故传染之危险最多者，为产褥之初期四五日间，经过之时日愈久，则其危险亦愈减少。

产褥热为一创伤传染，其病原菌有种种，即腐败菌、酿气性被膜杆菌、连锁状球菌、白色及黄色化脓性葡萄状球菌、肺炎菌、淋菌、大肠菌、实扶垤里菌、破伤风菌等是也。产褥创伤传染，多为连锁状球菌与腐败菌之混合传染。从来分连锁状球菌之种类，传洛美氏依血液寒天等之培养，主张为溶解血球之所谓溶血性连锁状球菌，又有区别为恶性长连锁状球菌、与稍良性之短连锁状球菌之说。又萧突米勒氏对膣腐败菌据自家发明之圆筒培养法，于罹化脓性内膜炎、化脓性喇叭管炎、腹膜炎及腐败性血栓静脉炎多数患者之血液中，证明为嫌气性连锁状球菌以来，近日研究益为进步，颇足阐明其真相。彼产褥之吸收热，即步恩姆氏以之编入产褥创伤中毒者，不可不属之于产褥创伤传染。然该问题，学者或赞成，或否决，尚未归一致，须待将来之研究。

据细菌学上之研究及临床上之所见，产褥热之分类不同。

丹康、斯比恺百儿、龙给等诸氏，只限产褥时之败血脓症，为产褥热。

步恩姆、傅洛美、伦哈儿等诸氏，区别产褥热为创伤中毒与创伤传染。步恩姆氏派多有反对者，然近时研究日有进步，不难严格区别也。细菌之种类，依其毒性及侵入门，临床上呈种种之症状，最宜注意者为脉搏及体温。今据临床上之所见，分局所性及全身性疾患。兹就各疾患而细述之。

一、局所性疾患

（一）吸收热

为胎盘遗残、流产卵、陷坏死之脱落膜、子宫腔内之血液及恶露之蓄积，腐败菌发育繁殖，生毒素由创伤子宫被吸收而诱发之症候也。于产褥所屡见之一日热或吸收热，多基于此因。普通起于子宫内膜尚未成就之时（即分娩后三乃至四日以内）。元来子宫恶露，为无菌性，达于腔内殊外阴部，常多少分解。其不发热者，腔黏膜之吸收少，故也。又由子宫内恶露蓄积而起之发热，属于吸收热，其原因由子宫之位置强度异常、卵膜性颈管之闭锁、膀胱充实性压迫等，恶露不能流出，而蓄积于子宫腔内故也。

［症状］发热大抵一日乃至二日间，以上者少。起于分娩后三乃至四日中，热度三八摄氏度乃至三八点五摄氏度，脉搏强实而缓徐。腔流多量之恶露，概放恶臭。然恶露蓄积时，恶露之流出，却非常减少。

［预后］一般佳良。

［疗法］发热及于一日以上时，行局所治疗。用3％石碳酸水或0.03％升汞水，或1％列曹儿液等，一日一回或二回，行膣洗涤。此际宜注意者，子宫镜须严行煮沸消毒，腔之洗涤液，为三十六摄氏度许之温度。

吸收热由恶露蓄积而起，发热持续二乃至三日以上时，只洗膣不能满足，宜更行子宫内洗涤。

行子宫洗涤时,患者为横床背位,先消毒外阴部,尿道用煮沸消毒之棉花,十分清洁,用金属性或护谟制加的的儿行人工排尿。用前述消毒液洗膣之后,插入子宫镜,以能见子宫腔部为度。次取连有依尔里瓦突儿与护谟管之波载忙夫里求氏子宫加的的儿,勿使触腔壁,送入于子宫外口内,然后徐徐注入洗涤液,达于子宫内口,则感抵抗,此际少举其尖端,次经体腔,而达于子宫底。少牵引之,保存此位置而行洗涤。

用为洗涤液者,为杀菌生理的食盐水、杀菌水、醋酸矾土水、硼酸水、酒精等,日本东京帝国大学医科产科妇人科教室内,先用杀菌生理的食盐水约三里得儿(用量可随时增减),十分洗涤,俟其流净,再用 85％酒精、生理的食盐水各 100 立方仙米,混合沃度丁几四滴洗涤。

子宫内洗涤时之注意事项:(a) 送入该加的的儿时,常宜使流出洗液,勿触腔壁。(b) 依尔里瓦突儿,从阴部起,不可使过半米以上,是恐洗涤液侵入静脉内故也。(c) 洗涤液不可用升汞水或列曹儿液,因是等有惹起中毒之虞。(d) 洗涤液之温度,须约有三十六摄氏度。(e) 子宫内洗涤,一日只可行一回。数回行之,恐破肉芽壁而造新创伤,故一回可用多量之洗涤液洗涤。(f) 子宫内洗涤中,宜常注意患者之颜貌及脉搏,若来异常时,直行中止。(g) 洗涤后少来发热者,不足为虑。(h) 全操作不可用暴力。

(二)产褥性子宫内膜炎

为局所性产褥传染中最屡见者,主为连锁状球菌及腐败菌之混合传染。有只为局所性者,有为全身性之出发点者。

子宫内面为灰白泥状,不平,处处见坏死组织,或腐败之卵膜片,有血块存在者,有潴留恶臭之分泌物者。在高度之内膜炎,深筋层亦陷坏死,起子宫腐败,或筋层之一部缺损,且有来穿孔者,称之为崩坏性子宫实质炎。

[症状]起于产褥第二日乃至第四日以内,体温在三八摄氏度乃至三九摄氏度之间,脉搏多不强实频数,恶露放不快之臭气,子宫腔部多见蔽灰白色苔皮之溃疡,子宫多因复元机能不良过大。

行恶露之细菌学的检查,可将已消毒之垤德尔莱因氏硝子制消息子管,送入于子宫腔中,取其内容物之一部而检查之。

［预后］子宫压痛少者，经过良好。子宫之侧方觉压痛者，不可不虑及子宫周围炎。又脉搏频数，腹部膨满时，为腹膜炎之征，其预后要注意。

［疗法］子宫过大且有压痛时，下腹部置冰囊，行麦角剂之内服或皮下注射，以促进其收缩，近时有赏扬垂加古尔宁者（麦角制剂）。

［处方］垂加古尔宁 1.0，稀盐酸 1.0，蒸馏水 100.0。

上为一日分，三回分服。

垂加古尔宁 1.0。

上为一筒量，一日一回，皮下注射。

疼痛性阵痛，可与莫尔比涅剂，或用庞突本亦可。局所的疗法，用前记之列曹儿液、石碳酸水，或稀释之升汞水等，一日二乃至三回试行腟洗涤，可除去腟内潴溜之多量分泌物。斯时如发热尚持续，恶露仍放恶臭时，须行子宫内洗涤。

于所谓败血性流产后，吾人常遭遇之产褥性子宫内膜炎，由诊察确因残留胎盘或遗残卵成分而惹起者，须以消毒之手指，将其残留物，细心注意除去，然后用消毒液，行子宫内洗涤。

黏膜搔爬术、强腐蚀剂之子宫内涂布等，用于本症，有害无益，决不可行之。

（三）产褥性溃疡

本症起于产褥第一乃至第三日，腟阴唇会阴破裂创面陷于传染时见之，其溃疡为不定形，边缘少隆起，底面覆灰白色之苔皮，而其周围潮红。

溃疡不大时，体温脉搏无变化，若大时，往往发热至三九摄氏度，或达其以上，脉搏频数。

［预后］佳良。

［疗法］用沃度丁儿或硝酸银棒，一日一回腐蚀，撒布沃度仿谟或亚乙罗儿。

（四）骨盘结缔组织炎

为子宫周围富有血管及淋巴管之松粗结缔组织中，病菌侵入而起之炎症。从颈管或子宫内膜之病灶，通淋巴系而起传染，普通子宫一侧肿胀，小细胞来浸润,然发于两侧者亦不少,有时甚蔓延,与骨盘结缔织之分布相当。而浸润沿膀胱、子宫间,或膀胱之前部而上升,其机转尚进。有达于腹膜之后部结缔织,或有及于肾脏者,亦有至前腹壁之后面、蒲怕儿突氏韧带之上方者,数周之后,则全被吸收。亦有数年之后,尚未消失者,甚至有化脓而由直肠、膣、膀胱,或前腹壁而排脓者。

[症状] 发于产褥之第一日或第二日,大抵不恶寒战栗而体温升腾,及于三八摄氏度乃至三九摄氏度。局所生脓肿,热度朝则下降,夕则上升,呈弛张性之热型。脉搏准体温而来迟速,全身状态,不受侵害。内诊最初于子宫侧方,触有疼痛柔软之肿胀,渐次硬固,多为限局性。

[预后] 限局性者,一般良好。然续发败血症或脓毒症,则预后不良。

[疗法] 最初令守安静,下腹部贴冰囊,与阿片剂。体温下降,则行温罨法,用缓下剂以利便通。肿胀稍为硬固,则行热性膣洗涤,以促其吸收。

渗出物化脓,则切开排之,由其局所腹壁或膣壁行之。先行试验的穿刺,诊定化脓灶之后,沿刺针切开,必须注意行之,勿损伤子宫动脉。

(五) 骨盘腹膜炎

为骨盘腹膜之局所性炎症,前者骨盘结缔织炎,乃炎症在骨盘腹膜外者。本症则为骨盘腹膜内之有炎症也,多续发于喇叭管炎,乃淋菌传染之结果也。

[症状] 起于产褥之第一日,卒然来恶寒战栗,体温升至四十摄氏度,来下腹部之疼痛与腹膜之刺戟状态(即鼓胀、恶心、呕吐)。大抵二三日后,全身症状缓和,炎症多于子宫后部、遗留限局之肿疡。

限局性者,不发高热,脉搏亦不频数,全身状态亦轻。

[预后] 限局性者,佳良。

[疗法] 对腹膜之刺戟状态,下腹部贴冰囊,命严守安静,使内服阿片剂,可镇静肠蠕动,并缓解疼痛。次解热,如一般症状佳良,则用温罨法及热性膣洗涤,促进吸收。用缓下剂,以利便通。

(六) 局所性血栓静脉炎或白股肿

本症乃于子宫壁、殊胎盘附着部,由血栓所闭止之静脉,而受传染所起之症也。细菌沿静脉壁，达于下腹静脉、股静脉，此静脉之内皮细胞被破坏，形成血栓，而闭锁管腔。静脉周围之组织，受炎性浸润，为浮肿性。因静脉闭锁，而阻害下肢血液之运行，变为浮肿状，故亦称为白股肿。

［症状］本症于产褥之初期，有产褥性子宫内膜炎之征候，次其症状一时减退，更发高热，脉搏频数，沿股静脉之经路，觉剧痛，下肢浮肿，呈苍白色。内诊之际，闭锁之静脉及其周围之炎性组织，于子宫侧方，触之为索状。

［预后］非绝对的不良。

［疗法］令严守安静，置罹患下肢少高位，行波氏罨法，下腹部贴冰囊，对剧痛与莫尔比涅剂。

二、全身性疾患

全身性疾患，区别为败血症及脓毒症。此两症其病原相同，由连锁状球菌而惹起者最多，然是等疾患，病原菌通子宫之淋巴系或静脉，入于血中，而害及生命者也。

两症原因虽同，临床上所呈之症状则大相悬隔，故其鉴别不难。

（一）产褥性败血症

本症乃病原菌经淋巴管而入于血中，繁殖蔓延于全身者。区别为二种：一为不呈化脓机转者，一为与次述之脓毒症合并，造化脓灶于各处者。前者名为纯败血症，后者名为败血脓毒症。

子宫内膜不蔽脓汁，而由流动性牛乳样之血清盖之。脾脏增大，性质柔软，肝脏及肾脏其实质混浊肿胀，是等脏器之毛细管中，藏病菌甚多，心脏之瓣膜细胞，亦由病原菌而陷于坏死。其他腹膜、肋膜、脑膜、肠黏膜、淋巴腺等，多有呈炎症者。

［症状］本症大抵发于产褥之第二乃至第三日，多不伴恶寒战栗，体温升腾，达于三九摄氏度。其热型夕升朝降，达于三九摄氏度以上者罕，以恶寒战栗起始者亦稀。

本症之特征为脉搏，最初即算一二〇至。后增频速之度，及于一五〇乃至一六〇，其性质细小，而为牵引状。

全身状态甚受障碍。颜貌呈苦闷状，口唇舌面干燥，齿龈亦干燥，以结痂样苔皮蔽之，齿失光泽，皮肤呈黄色。虽多苦不眠症、不安、口渴，然却无关自己生命之危险，亦有觉心神爽快，而现若不知自己之疾病状者。

本症恶露无臭，多不认何等之变化。内诊亦多不见局所性疾患。

诊断之际，血液之检查，须连日行之，只一回之细菌学的检查，不能明了。

本症往往有与急性热性传染病误诊者。殊脾脏肥大时，易与肠窒扶斯误诊。行尿及血清之反应，可鉴别之。

［预后］一般不良。大抵数日中即死，罕有持续二乃至三周间者。与预后最有关系者，为脉搏之性质。

［疗法］近尚无特效药及特有之疗法。宜行脓毒症下所述之全身疗法。

（二）产褥性脓毒症

本症乃病原菌入于子宫及其周围之静脉内，破坏其内皮细胞而生栓塞，其血塞陷于腐败，入血行中，扩于全身而生之症也。

本症多由胎盘用手剥离等之后而惹起者，普通与败血症同来。骨盘静脉，多陷于血塞性静脉炎。身体诸脏器脾肝、心脏、肺脏、肾脏等，造化脓灶，关节及筋肉中，亦有见化脓灶者。

［症状］本症一、反复袭来之剧烈恶寒战栗，与二、四十摄氏度乃至四一摄氏度之高热为特征，以之可与前者区别。普通按其病症之经过，分为二种，即（甲）急性脓毒症，与（乙）慢性脓毒症是也。

（甲）急性脓毒症。于产褥第一乃至第二日，以一日数回反复剧烈之恶寒战栗起始，继发前记之高热，脉搏频数，全身状态，非常受障碍，然无何等腹膜炎之征候。多于发病一乃至二周后归于死。

（乙）慢性脓毒症。分娩后多微有发热之状态，于产褥第一周之终或第二周之始，来反复之恶寒战栗与高热，朝时下降，夕刻上升，于本型亦不认腹膜炎之症状，脉搏较败血症稍缓徐。全身状态所受之障害，亦较败血症轻微。内诊本症，于子宫之一侧或两侧，有感密质之索状者，亦有不感者。

本症以与白股肿并发者多，足为诊断之补助。在初期诊断，虽少困难，然生化脓灶,则易断定。其他须与热性传染病鉴别。

[预后]较败血症预后佳良。本症虽有由处置得宜而全愈者,然多于二乃至三周间,不免归于死之遗憾。

[疗法]本症而无特有之疗法,故可按向行之疗法治之。本症生之化脓灶,由外部能容易达时,可切开排脓。一般必要之疗法,为对症疗法与全身疗法。

[对症疗法]有如败血症样腹部之疼痛、呕吐等者,下腹部贴冰囊,与以阿片剂。心脏部常贴冰囊,普通有不眠及脑症状者,头部亦可贴冰囊,防心脏衰弱及虚脱。可与酒精饮料,例如赤酒、勃兰地等。行实芰答利斯剂之内服或注射。解热剂虽一般不用,然高热长时持续,全身症状上一时认其缓和为必要时,可使用之。

[全身疗法]乃将既被吸收之病原菌并其毒素,变为无害为目的。有种种疗法,兹述其二三于下。

(1)血清疗法:使用抗连锁状球菌血清,其作用与实扶垤里血清之对于实扶垤里同,惜其价值尚小。血清一回注射20.0乃至50.0于皮下。初注射后于七乃至十二日,往往有发疹发热、关节痛、关节肿胀、淋巴腺肿胀、浮肿、下痢等之症状。有单独来者,亦有合并来者,此所谓血清病,即不足介意,然注意使用,亦可得而预防之也。(a)反复注射时,总以六日以内,短期之间隔。(b)以七日以上之间隔,再行注射时,先注射少量血清,例如0.5乃至1.0。于三乃至四时间后,不认异常时,再注射其所用之全量。(c)注射后须谋便通及利尿。可混格鲁儿加尔叟谟0.7乃至1.0于牛乳等,使之内服。(d)血清须选择免疫价高者。

(2)华苦芹疗法:其效不著。近时虽应用自家华苦芹,亦尚有研究之余地。

(3)格鲁拉儿佁儿即可溶性银之静脉内注射:用2%格鲁拉儿佁儿液,每回注射5.0乃至10.0,隔一两日注射一次。在重症一日可行一乃至二回。

注射方法:药液、使用器具、手指、注射局所,皆须严行消毒。注射通常于肘部屈曲面之静脉行之,然亦有时于前搏、手背之静脉行之者。先固定腕部,将注射部之上部,用护谟管紧缚之,局所消毒后,取注射针向静脉而斜刺入,见血滴即为针入于静脉内之证。普通少有经验之人,针入静脉内时,手能感知。若刺入后不见血液时,可更刺之,否则注射时,注射于血管外,非常疼痛,是宜注意者也。次将格鲁拉儿估儿,预入于所用之注射器,排除气泡,使连续于针,徐徐去缚带,轻压活塞子,注射后施无菌压抵绷带。

注射后临床的经过,最初数时间内现战栗及体温之升腾,最高时至四十摄氏度,时有仍升于以上者。此战栗及体温之升腾,认为对于格鲁拉儿估儿即化学的格罗伊笃银之有机体外现的表示,非惹起何等不安之征候者,此可称为良好状态之前兆也。

比静脉内注射之效果少者,为将格鲁拉儿估儿制成膏剂,涂擦于皮肤之方法。其处方如下。

可溶性银 10.0 乃至 30.0,拉纳林 30.0,豚脂 70.0。

上混和为软膏,局所皮肤用石碱酒精洗净,依的儿脱脂后用之,一日一乃至三回,十五分间持续涂擦。格鲁拉儿估儿不能于皮下注射,因起非常疼痛故也。

(4) 益赖突拉儿估儿之皮下筋肉或静脉内注射:益赖突拉儿估儿为电气格罗伊笃银溶液,能使用于皮下,近时最常用者也。其作用与格鲁拉儿估儿同,一对病芽有直接之作用,一促白血球之增多,可昂进食菌的官能,有间接作用云。

皮下及筋肉内注射:一日一回或数回,注射五乃至一五立方仙米。无疼痛。

静脉内注射:第一回注射,直于发见传染之一般症时行之。已全身受传染者,再于二十四时间后,行第二、第三、第四回注射。

静脉内注射与筋肉内注射,亦可交互行之。

注射用量:一回注射量 5 乃至 10 立方仙米。

注射时之注意:(a) 器具、手指及局所之消毒等,须严加注意。(b) 每益赖突拉儿估儿溶闭管,附一管等渗压液,此液为灭菌格鲁儿那笃留谟液,与益赖突拉儿估儿混和使用,注射于皮下或静脉内,能使血液不生沉淀。益赖突拉儿估儿,能于皮下注射,临床上甚为便利。

以上诸全身疗法,乃使血中吸收之病毒,变为无害之方法也。其他吾人尚宜注意者:(子)使增进身体抵抗力。(丑)务使心协为旺盛,即下之二法也。

(1)摄生法:注意身体清净,室内换气等,食物与以液体易消化且富滋养者。其他可行全身浴(使于二五摄氏度乃至三十摄氏度之微温汤中沐浴五分间)水治疗法。酒精性饮料,为心脏刺戟剂,以有效可使用之,常用者为赤酒或勃兰地等。其他与多量食盐水(1 000 乃至 2 000 立方仙米)亦可,能高肾脏机能,医治口渴,或用之为皮下注射或直肠内注入,均可。

(2)手术的疗法:对脓毒症结扎静脉,有谓能奏效者。步恩姆氏结扎两侧之下股及精系静脉,突伦德恩布儿格氏结扎精系静脉,均见效果云。然行手术时,定其适应者困难。(a)宜何时行手术。(b)结扎处以下有无血塞。是等据临床上所见,定之,甚为困难。故手术的方法,多不采用。

(《中西医学报》1917 年 1 月)

产褥热之研究

张沛恩

产褥热者,产后发生高热也。原因有外感、内伤二种,症颇重险。盖产后百脉空虚,气血两伤,易成褥痨也。西医之论本病,分为吸收热、败血热、脓毒热三种。吸收热者,生产一二日,略发轻微之热,颇似骨蒸,并不起全身病状,为分娩之际,生殖器及子宫所生之创伤面,产后徐徐恢复,误将污物吸收是也。其外二者,为发高热,呈危险之全身病状,因分娩时阴部之创伤处有微菌侵入,遂起斯症。其微菌或为葡萄状,或为连锁状,且败血热与脓毒热多并合而发,少单独患者。二种之区别,亦易明了。败血热起于产后一二日,先恶寒战栗,继发高热,温度至四十摄氏度有强,脉搏细数,腹部膨胀,恶露臭秽。若脓毒热,则发生于产后七八日间,亦恶寒身热,惟体温虽升高度,然不久即退,宛似再归热,一进一退,依脓毒之转移,四肢关节肿胀或化脓,其经过颇迟。

按西医虽说理津津,然治疗甚鲜良法,动谓无特效药,不若我国医先贤之论本病,学说与疗方均群切而获实效。且彼之所谓吸收热,乃似我国医书之虚热,其败血热乃系表热,而脓毒热则为往来寒热。彼之迷信细菌,知其有菌,而不能驱除病菌。我国医不治菌,亦不知菌,而能治西医所不能治之病。事实俱在,民众遍知今将国医对于本病之学说和疗法,并参仆之临床经验,列述于下。

(一)虚热

薛氏曰:产后虚热,乃阳随阴散,气血俱虚。

王太仆曰:心盛则生热,肾盛则生寒,肾虚则寒动于中,心虚则热收于内。又热不胜寒是无火也,寒不胜热是无水也。治法:无水者六味丸,无火者八味汤。

汪朴斋曰:产妇发热,皆因血虚,宜四物汤加黑姜苦温治之,则热自退。如不应,更加童便少许冲服……更有躁热,面目赤色,烦渴引饮,其脉洪大,重按全无,此虚极假热也,宜服芪归补血汤。

作者按:先哲之论产后虚热,皆谓血伤阴虚,处治均以五物加减。余考诸临床上治验,则虚热固由血虚,然每因肠胃消化不良,致食物稍多,便成积滞,而发热者。则宜于方中兼佐焦楂、莱菔、神曲之类。其热之虚实辨别之法,在诊断时应详细查察,庶不致误。表症之发热,必头痛、恶风、胸闷、口干、鼻塞、脉浮。若虚热则热在夜间,头晕、口渴、不畏风寒、手掌干炕、面赤耳鸣、舌多无苔、脉细而弱。此虚热与外感现症不同也。其施治虚热之方,余以经验所得,则四物,加青蒿、白薇、茺蔚等品为最效。若瘀停不通,须用破血。如血去过多,则佐补气养血之药。惟用补品,当询其胸闷腹痛与否,倘有上项两症,则不可猛浪,盖恐愈补而胸愈满、腹愈痛也。先医之用黑姜、肉桂者,乃系引虚阳归原之意,然必审其无他热状,乃始可用。盖产后阴本虚极,易生内热,用姜、桂以引火归原,但宜用少量,不可过多,恐助阳而灼阴,致阴愈虚而阳愈盛,反耗血液,故须审慎也。

（二）外感发热

李氏曰：产后外感，虽床太早，或换袭风，冷入下部，令人寒热似疟，头痛不歇。血虚者，芎归汤加人参、紫苏、干葛。

武氏曰：产后中风，头微痛，恶寒，时时有热，心下干呕，可与阳旦汤。

汪朴斋[①]曰：大凡风寒发热，昼夜不退，宜于生化汤加黑荆芥，足可驱邪。盖产后体虚，百节开张，腠理不固，易受易出，此小贼也。

作者按：产后发热，以属于外感者为多。盖新产妇人，皮屑易触风寒，体温增高，不得放散。虽不宜发汗，然亦可小作透达。若咳嗽头痛，风在肺也，用防风、黑荆、前、桔等。若壮热无汗，当以豆豉、粉葛、赤芍、桑、菊等。如恶寒微热，苔白不渴，恶露不行，可与桂枝桃仁红花汤。若胎前伏邪，娩后正虚，抵抗不足而猝发者，应照温病法治之。不可过于拘禁，须知邪盛正弱，宜急去其邪则正自足。所谓无粮之师，贵于速战，且外感之病，每以因循顾忌，而延为蓐劳，不可不慎也。

（三）寒热往来

郭稽中曰：产后乍热乍寒者，多有之，不可以作疟治，概系营卫空虚，阴阳不和，或败血为害，或脾胃之虚。

万密斋曰：败血留滞，则经脉皆闭，营卫不通，闭于营则阴甚而寒，闭于卫则阳甚而热，荣卫俱闭，则寒热交作……产后似疟，寒不凛凛，热不蒸蒸，发作无时，亦不甚苦，此正气虚而无邪气也。

作者按：产后寒热往来，虽审其是否为疟。发有定时者，疟也，虽照疟法治之，非本文范围也。若时寒时热，胸胁胀痛，则为肝经不调，盖血少不能养肝，木乃横逆，所以症状多呕吐胸闷，更且妇女本多郁怒，素患肝病，产后最易触发，治宜调肝养血，和中舒气，如柴胡、芥炭、归、芍、香附、苏梗等品。若营卫不和者，小建中汤治之。若肝阴不足，牵动神经疾患，则宜养肝滋肾药治之。

又有蒸乳者，亦发寒热，必乳不通，宜用香附、通草、瓜蒌、橘叶，煎服。

（《杏林医学月报》1932年3月）

---

① 汪朴斋：名喆，安徽休宁人，清代名医，著有《产科心法》。

产褥热证治的研讨

俞慎初[1]

产褥热(wochenfieber,德),旧称褥劳,是由于阴道、子宫、阴唇等处分娩时所受创伤,细菌侵入而起的。其有害细菌作用的种类,而区别为创伤中毒、创伤传染。本病有轻、重两种证候。

(一)轻证

单纯吸收热——全身发热,口渴,头痛,腹疼。

产褥性阴道炎——阴道壁炎性肿赤,因此渐致溃疡,或周围组织及骨盆结缔组织之蜂窝组织炎,甚至而起潮热,局部感觉灼痛。

产褥性溃疡——外生殖器各部创伤而起溃疡,其边缘为不正形隆起,周围红赤,体温达三十九摄氏度以上。

产褥性子宫周围炎——高热腹痛,脉象频数,时流渗出物,恶露减少,或停止。

产褥性子宫内膜炎及外膜炎——内膜炎由于溃疡,或阴道炎及周围炎并发外膜炎,由腐败菌而起,发热较低,脉象频数。

(二)重证

产褥性败血症及脓毒症,为本病危险的症,其最著的证候,为恶露不行,瘀血上逆,使全身血管发生中毒,而起晕狂,即傅青主所谓败血攻心。

溃疡性心内膜炎——由产褥性溃疡而引起的。

(三)一般证候

为产后数日内,忽起恶寒发热,呕吐,腹胀,下痢脓性恶露及剧烈的脑症,显著的下部萎痹,并坐骨神经痛、关节炎、肺炎等。

---

[1] 俞慎初(1915—2002):福建福清人。福建中医学院(现福建中医药大学)教授,全国首批老中医药专家学术经验继承指导老师。出身中医世家,1933年毕业于上海中医专门学校,师从秦伯未,创办并主编《现代医药》(月刊)杂志。撰著医书20余部,如《中国医学简史》《中国药学史纲》《俞慎初论医集》等。

［疗法方面］单纯吸收热：治疗方面清热消炎,和血行滞。当归三钱,川芎钱半,桃仁三钱,白芍三钱,桑叶三钱,丹皮三钱,银花炭三钱,连翘壳三钱,川红花钱半,炮姜七分,黑荆芥钱半,炙甘草八分。

产褥性阴道炎：潮热,下白。宜生化汤,加丹皮、酒芍、麦冬、淮山、黑荆、陈皮、白术等。

产褥性溃疡：腹部及阴部疼痛,体温增高。宜生化汤,加银花炭、连翘、穿山甲、乳没、浙贝、丹皮、酒芍等。

产褥性子宫周围炎：高热腹痛,时流渗出物,恶露减少。宜生化汤,加麦冬、竹叶、连翘、川楝、白芍、丹皮、红花、生地等。

产褥败血症及脓毒症：以安心汤主之。方用当归二两,川芎一两,炒生地五钱,丹皮五钱,生蒲黄二钱,干荷叶一片。

溃疡性心膜炎：若烦躁不宁,宜安神养心。用当归二钱,川芎一钱,枣仁一钱,远志八分,柏子一钱,五味五分,黄连(酒炒)钱半,炙甘草五分。

此外关于恶心呕吐而恶露未净,宜加减生化汤。川芎一钱,当归三钱,黑姜、砂仁、藿香各五分,淡竹叶七片,水煎,和姜汁二匙冲服。

西法则注射电胶银,或施蛋白疗法、血清疗法等。外用下部行冷罨法,或温罨法,或搽可溶性水银软膏。局部创伤,以石碳酸水、过锰酸钾水等洗涤,或涂碘酊,内服奎宁。此外饮酒精剂,或用外科手术。

(《中国医药月刊》1941 年 10 月)

论产后偏用温补之非宜

费泽尧①

自来产后偏宜温补,匪独医者咸守为成法,即病家亦视为当然。考此风之始,始于元朝朱丹溪,继经明清赵养葵、武叔卿②、王节斋③、万密斋辈,踪事

---

① 费泽尧(生卒年不详)：浙江湖州人,曾任山西医学专门学校(现山西医科大学)教员,在《医学杂志》《三三医报》等杂志发表多篇文章。

② 武叔卿：即武之望,关中(今陕西)人,明代医家,著有《济阴纲目》《济阳纲目》。

③ 王节斋：即王纶,字汝言,号节斋,浙江慈溪人,明代医家,著有《明医杂著》《本草集要》。

倡导,大张其义,以致流毒遗风,迄今未戢,是不能不归咎于丹溪之始作俑也。

夫产后发热,为最多见,故西医特立 kindbettfieber 之名,译义为产褥热。以其热每由产褥中败血性创伤传染而起,故恒用水杨酸及安知必林[①]等之解热剂以治疗。返观吾中医之主治,则非独参汤,即当归补血汤,或四物汤加炙干姜等等方药。诸医一律,询其何以发热之理,则以阴虚阳浮对之,而病家亦觉切合病情,深信不以为异。讵知阴受其弊者,产妇轻则其热逼留不退,甚则致变热厥神昏,就余个人所见闻,已属不少,深慨赵武等说之流毒,其甚有如此,初非若辈所能料也。然赵武辈之所以造作阴虚阳浮之说,实为倡导丹溪产后当以大补气血为先,虽有他证以末治之。盖不然即无可用温补之地步矣。不知丹溪之说,由于误解《灵枢·五禁篇》而来。《五禁篇》之所谓新产及大血之后不可泻者,盖指针刺而言。丹溪即以其义一变而为方剂上之大补气血,可谓富于误解力者。不料既有误解《灵枢》之丹溪,复有误从丹溪之赵武等人,以致误祸病家,误害后学,迄于今日而其风犹不少止可慨也夫。

盖产后发热,每以恶露未降,瘀停作蒸为多。西医原其因为败血性者,甚是。投以温补,势必益其凝固,助其蒸热,其不当也甚明。况即以阴虚阳浮而言,亦宜甘寒育阴,咸寒潜阳,决不宜于温补。意者赵武等人,妙悟丹溪之大补气血为十全大补,因遂大倡温补之法。顾又碍以产后最多见之发热,未能断以虚寒,乃不得不造作阴虚阳浮之说以混之,而后学愈蒙蔽矣。他如产后腹痛烦满及下利等症,漫投温补,更易措辞,是故偏用温补之风,竟滋长而不息。岂知先圣立法,固不如是也。《金匮》第二十一篇,专论产后病脉证治,文凡十一节,共有九方,其为温补者,仅一当归生姜羊肉汤,治产后血虚有寒、腹中疞痛者。余如小柴胡汤、阳旦汤、竹叶汤三方为和解剂外,攻泻剂有大承气汤、枳实芍药散、下瘀血汤三方,解热剂有竹皮大丸、白头翁加甘胶汤二方。比例而观,足见产后宜温补者少,况后人之温补,已非仲圣之所谓补乎。至如石膏、白薇、芩、连、黄柏、白头翁、大黄、桃仁、枳、朴、䗪虫等寒凉攻泻之峻品,匪独医者咋舌,病家亦觉骇闻。以为产后体虚,岂堪任此,盖其

---

① 安知必林:疑即安替比林,为解热镇痛药。张锡纯《医学衷中参西录》中有提及。今已停用。

心目中早存舍温补外不足以语产后治也,要皆深中异说之毒耳。

余对于产后治疗,恒本仲景法,用经方加减颇著成效。即如产后发热一端,每用竹皮大丸中之生石膏、东白薇二味为主,另加生杭芍、白茯苓为佐。如兼呕渴者,加用生竹茹、天花粉。如兼汗出者,加用生芪皮、穞豆衣,投之辄愈。盖产后每以经血沸腾、脉气扰动之余,气血未复,宁静常度,益以恶露未净,蒸热乃起。白薇入血分,石膏走气分,协消其蒸势,蒸不作而热自愈矣,妙在二药之寒性,均不达子宫,故无碍于恶露。佐以苓、芍者,分消导下也,因信圣法经方,确有价值,惟以异说丛兴,正道掩没,致酿后起之西医,反出一头地,宁无痛慨者乎。

或曰:若子之言,产后不宜偏用温补固矣。然有形之血,不易速生,无形之气,所当急固,君将何以为辞。余曰:是何言欤。万物化生,本于天然,女子生理,独多月事一种者,即为养胎乳子之供给料也。无孕之时,则为废物,故按月排泄之。明乎此产之一事,断无气血致虚之理。惟其体本羸弱气血不足者有之,要无关于产也。以言夫补,亦宜遵《内经》法,补之以味,非取血肉有情之品不为功,仲景之所以用羊肉,大可法也。

温补非绝对不宜于产后也。其症其脉,苟属虚寒,亦当用之,此仲景所以特立当归生姜羊肉汤之一例也。惟不问虚寒与否,一味偏用温补,窃以为非宜。总之医者治病,宜以病之现象为主体,不宜以医之观念为标准,随证应变,庶无偏尤。当于圣法经方,潜心研索,自得其权。若务求简易,徒以诸家异说之是从,鲜不滋生流弊者,是又不独产后证治为然也。

(《医学杂志》1924 年 10 月)

产后血虚生热论

许勤勋^①

窃谓体禀有阴阳之不同,病有虚实之各异,执死方以治活病,何异于胶柱

---

① 许勤勋(1900—1982):即许勉斋,字勤勋,浙江余姚人。毕业于浙江中医专门学校,后曾执教于浙江医学院(现浙江大学医学院)。学识渊博,其所著《勉斋医话》(一作《勉斋话医》)。另有《病理学》抄本行世,尚有《景岳新方摘要歌诀》《金匮方诀类编》等。

而鼓瑟！治病其名，造病其实，即如产后血虚生热一端言之，夫产后血虚之故，仲景已有明言，丹溪亦谓"产后以大补气血为主，虽有他症，以末治之"，良由产后血去太过，实症少而虚症多，故其治多从补一边，亦以其产后血虚之故，试举其病理而详参之。夫气之与血，万不可偏，产后偏在血虚，血虚则气无所依，气无所依则郁而为热，《经》所谓"阴虚生内热"也；且气主煦之，血主濡之，气血周流，乃为无病，气病固有累乎血，血少独不能碍气乎？所以产后血虚为本，而外见发热为标，况热因血虚而发，断非气实之可比，王太仆谓"壮水之主，以制阳光"，亦指血虚生热而言也。前贤以金针度人，后人乃习焉不察，执产后必有恶露之一说，辄投生化重剂，若遇此等阴虚生热之体，何异于火上添油，助其燔灼。王孟英力辟其谬，并无见地，不特此也。人身之血，肝所统属，血去太过，肝失所养，肝为刚藏，相火内寄，郁冒化风，势所必至，逆升则窍隧阻闭，走窜则经络抽搐，推内风之跃跃欲动，何莫非血虚生热之所致。况现在风会所趋，阴虚之人为多，而女子以血为主，以生产而亏耗其血，故惟恐其不足，断无有余之理。前哲谆谆告戒于前，奈何医者视若罔睹哉！

（《中医杂志》1927年6月）

产后发热论治

杨静芳[①]

产后营卫气弱，百脉虚空，最易致发热病。所谓最虚之处，便是容邪之处，是也。至若外感风寒而发热者，因寒邪郁遏，玄府不宣，阳失疏泄，其症必现头痛。治宜辛温散表，如参苏饮、芎苏饮，均堪加减施用。若血虚生热之一症，为血去过多，阳无所依，浮越于外，身热面赤，口渴神昏，竟似火症，脉虽洪数，按之必不足。治当养阴中佐以从治法，如当归、黄芪、茯神、远志、丹参、白芍、二地，复添肉桂、炮姜之属是也。或因瘀血发热者，为恶露不行，

---

① 杨静芳（1909—1958）：字秀耿，上海浦东人。幼承庭训，家传医药。1951年6月发起组织下沙联合诊所，1954年至1957年担任所长。著有《静思庐医案》遗稿。

气机被阻,阳不放散所致,其症腹痛拒按,身热神烦。治宜化瘀养营调气,如生化汤、失笑散等可采用。若嗳腐咽酸而发热者,因食滞阻遏中道,脾胃化机失职,营卫循序失常使然。法当健脾化滞,宜异功散,佐山楂、神曲、麦芽之属。若因起早过劳而寒热者,为气血并衰,阴阳失维,最易成劳之候。治宜大补气血,如人参养营、补中益气等汤,均可随症取用。若情怀抑郁,木失条达,营卫不和而发热者,治当条达肝木,而养营血,宜逍遥散之属。又有蒸乳之发热,为乳腺不宣,俗名乳膨。治法宜内服四乌汤,外用吸奶瓶吸去乳汁。俾乳腺宣达,营卫流通,则热自除矣。

(《中医世界》1934 年 1 月)

产后风经验谈

张治河[①]

妇人与男子之生理构造与病理变化,本无大异,所不同者,仅生殖器官之组织,及胎前产后月经病耳,因此种种关系,故有专科之设。查妇人胎生期中,最危险而易犯者,莫如"产后风"病,《金匮》产后三症,痉列于首,亦此故也。盖人身主要器官,为中枢神经,产后百脉空虚,中枢神经失养,以致异常衰弱,亦即异常灵敏,饮食起居,偶一不慎,便受六气七情之刺激,及细菌之传染,于是发生变化,而成本症。今逢现代中医发刊《妇女病专号》之际,爰录陈管见,就政方家。

考本症病原,古人约分两类:一为产后去血过多,血虚生风,谓之"内风";一为产后体虚,感冒风寒,谓之"外风"。大古时医者凡于病见痉厥抽搐等现象,便曰风邪作祟,在老人,则曰中风,在小儿,则曰惊风,在孕妇产妇,则曰子痫风、产后风等,此古人未明神经作用,故将神经性病,误认而为风,所以有产后风之名称也。再考西医学说论:此症为破伤风菌,从产道侵入,

---

伤害神经,属于破伤风类。近来我国维新之士,遂亦认产后风症即系破伤风症。但据余之临床经验,本症属于破伤风菌者固多,然受其他原因,如感冒性、败血性,以及脑少血养起虚性兴奋,与夫心志不遂,触犯忿怒而成者,则尤多也。余故认为细菌性症,可谓产后风病之一,犹之肠窒扶斯,为伤寒中之湿温,乃伤寒之一,不可以概伤寒。若迷信西说,以为产后风尽系细菌作祟,而置其他原因于不顾,则鲜有不偾事者。

本症病灶,除感冒性病在肌表,败血性病在子宫外,余则多在神经系统。本症病状,主要者,多为神经病状,如头痛项强,目直口噤,四肢抽搐,角弓反张,神昏气喘,循衣摸席等。病至循衣摸席,则难救矣。其他兼证,则视原因而异,如因感冒风寒,毛窍闭塞,新陈代谢之废异,无从排泄,酿生毒素,侵害神经,而成本症者,则必先见恶寒发热之状。如因恶露不行,败血内蕴,产生毒素,侵害脑筋而成者,则必先见少腹胀痛之状。如因产时去血过多,脑少血养,发生虚性兴奋者,则必先见脉细汗多,头晕心悸之状。如因精神激昂,神经兴奋者,则必先见面目烦赤,耳鸣头痛之状;且必先有烦劳悒郁,惊恐忿怒之事实也。如受细菌传染,侵害神经者,则罕有兼症,每多先觉颊车不利,或咽下困难,继则牙关紧闭,项背反张,继而筋肉强直,直声号叫,最后则脑筋麻痹,知觉失脱而死。

余治本症,审系因感冒者,则用小续命汤加减,以解肌发汗,兴奋神经。审系因败血者,则用桃仁承气汤加减,驱逐恶露,以去病毒;热太重者,加犀地羚羊,以清热安脑。审系因血虚者,则用十全大补汤,以补血液,滋养脑筋;有虚脱象者,则加附子,以激脑强心。审系因烦恼者,则用逍遥散加减,以调和气血,安抚神经。审其毫无兼症,纯系神经病状,而确具牙关紧闭,咽下困难,破伤风之特征者,则用大豆紫汤、华佗愈风散等方加减。此方药理,古人认为去风,实则乃系镇静神经,镇痛镇痉之作用,然理论虽错,而效力颇大,用之对症,实能起死回生,余用此方,治愈险症多矣,想亦因其暗合科学原则故也。对于患者之调摄,务令安静,禁止声音响动,以及一切之刺激,食物宜择易于消化者,如稀粥、藕粉、糕汤等,至于俗例徽子、胡椒等物,则万不可食。此为余数十年来临床之经验,尚希同仁赐教。

(《现代中医》1937 年 5 月)

产 后 血 晕

虞哲夫[①]

产后血晕,有虚有实。然实非真实也,乃瘀血停蓄于中耳。若虚则气血俱虚,方为真虚。何也?血由气化,气行则血行,气滞则血滞,是血随气流转者也。妇人胎下之后,阴血暴行,气分骤亏,失于运动,故将下未下之血停蓄成瘀,上冲胸腹作痛,头目掉眩,心神迷乱,剧则人事昏聩,牙关不开。外治或烧漆器或熏醋炭,内治宜生化汤加失笑散。体素阴虚者,加童便。体素阳虚者,加肉桂。体虚甚者,加人参。世惑于用参,瘀反不行之说,印定后人眼目,不敢轻用,以致元气下陷,而几几乎欲脱,此假实之症也。若去血过多,气孤无偶,眼合口张,面白手撒,气出多而入少,手足冷而厥逆,冷汗自出,脉细如丝或浮大无根,此贤气不纳而中气不足,根本为之动摇。治法则又宜补血益气,阳生阴长。即用人参两许,而以归、地、姜、附佐之,庶可救垂危于欲绝,此真虚之症也。要知实中有虚,瘀去而真虚自现,虚中更虚,血枯而真气亦离,切勿信古载牡丹、夺命等方,以散血而损人命也,医家其慎诸。

(《三三医报》1924 年 5 月)

产后血晕急救法

沈仲圭[②]

妇人生产以后,常有血晕之症。急救之法,铁锤烧红,淬以米醋,取烟熏

---

　① 虞哲夫(1874—1939):名椽,字竹楼,江苏扬州江都人。工诗文,书篆刻,精医术,曾悬壶上海。著有《竹楼医学论文》《药名汇考》和小说《杜鹃啼》等。
　② 沈仲圭(1901—1986):浙江杭州人。弱冠后拜杭州名老中医王香岩为师,曾在上海南市中医专门学校、上海国医学院、上海中国医学院等校执教。1955 年受聘到中国中医研究院(现中国中医科学院)工作。著有《养生琐言》《仲圭医论汇选》《中医经验处方集》等。

鼻，须臾即苏。此法方书载之，老妪习之，几同民间疗法矣。惟世人仅赞其奏效之神，莫明其用意所在，则稍解科学之士，必目为幸中，而未敢一试，爰本所如，略释如下。

所谓产后血晕者，并非恶血上冲，乃分娩之际，血液汇集腹部，脑中起急性贫血所致。故晕厥之时，口张手撒，面白脉微，虚脱症状，显露于外也。醋之主要成分为乙酸，遇骤热则分解而生猛烈之酸臭，取此气刺激产妇之嗅觉神经，能使下部多量之血，复返于上（嗅觉神经受乙酸之刺激，而传达于中枢神经，由中枢神经之兴奋，而诱起末梢神经之感应，使四肢肌肤之微血管收缩，则管内之血液，因受迫而回注于脑矣），则厥逆顿止，神志自清。惟当注意者，熏鼻时间不得过长（以二分钟为限），否则有崩坏赤血球而成中毒之虞。又此法不但治产妇血晕，其他因失血太多（如吐血、血崩）而虚脱者，亦可用之以救急也。

（《杏林医学月报》1930 年 12 月）

产后血崩之正当治疗

范秀岩

妇女产后血崩之症颇多，而民间习用之疗法亦多，然往往因患症不合，病体有差，误事者常有所闻。兹值《光华医药杂志》出女医专号，爰不揣简陋，申论产后血崩之正当疗法，以就正同道，尚祈高明，有以正之。

昔人陈自明曰，产后血崩，因经肺未复，而劳伤太过，或食酸咸之味。若小腹满痛，肝经已伤，最为难治，急以固经丸主之。薛新甫云：产后血崩，亦有实症。若血滞而少腹胀满，用失笑散。血少，小腹虚痞，用芎劳汤。肝火血妄行，加味逍遥散。脾郁不统血，加味归脾汤。脾虚不摄血，补中益气汤。厚味积热伤血，清胃散，加榴花、地榆。风热相搏伤血，四君子加防风、枳壳。许叔微曰：产后血崩，是为阴血不足，阳邪有余，宜奇效四物汤，或四物汤加川连。若因气不调，然后血脉不顺，生崩漏等症，香附是妇人仙药，醋炒为末，每服二钱，清米饮调下，久服为佳。徐朝奉内人，遍药不效，服此获安。沈尧封曰：症宜理气清火。《金鉴》云：生产后更患崩症，则是血脱气陷，其病不轻，当峻补之，用十全大补汤，加阿胶、升麻、续断、枣仁、炮姜炭等，以升补其脱陷可也。若因暴怒伤肝，血妄行者，宜逍遥散，加黑栀、生地、茅根以清之。若因内有停瘀者，必多少腹胀痛，当用佛手散、失笑散以补而逐之。张寿颐曰：产后崩症，多因气火横逆，下扰冲任，以致关闸不守，漏泄无恒，治宜育阴固涩。余以为产后血崩，贫血之现象之必生，斯时欲挽救危机，应大补气血，方克有效。列方于后。

加味四物汤　当归六钱，川芎三钱，生白芍二钱，大生地四钱，西潞党三钱。

上方水煎，温服。如因房事者，本方加黄芪、阿胶、艾叶。因服辛热者，本方加白术、茯苓、甘草、川连。因涩者，本方加香附、桃仁。因破多者，本方加牡蛎、海螵蛸。

升芪大补汤　西潞党二钱，当归二钱，熟地二钱，黄芪四钱，白术一钱，陈皮八分，炙甘草八分，升麻三分，川芎一钱，炒荆芥八分。

上方水煎服，血脱气陷用此方。

加味逍遥散　当归二钱，柴胡五分，薄荷七分，青子芩一钱，炒白芍一钱，黑山栀一钱，细生地二钱，生甘草八分，白术一钱，白茅根五钱。

上方水煎服，暴怒伤肝用此方。

（《光华医药杂志》1934 年 4 月）

产 后 血 崩 论

包增南

血者，人身之至宝也。手得之而能握，足得之而能步，目得之而能视，口得之而能言，诸凡五脏六腑、七窍百骸，莫不赖血以养之。若一旦骤然暴崩而下，顿现贫血证象，颇有昏晕痉厥之变也。况在产后百脉空虚之际，安能再任此症乎？奈何昧者不察，谓男子血贵，女子血贱，又谓产后瘀血正应去之，遂误认产后血崩为轻症者。噫！是何言欤？余见产后患血崩而死者，已有数人，殊为惋惜！故作斯论以警告世人焉。

产后血崩之病因，多由于元气不足，统摄无权，或因操劳太早，或因房劳不慎，或因生产之时，手术不精，以致子宫之血管破裂，斯皆足以成为血崩也。轻则精神疲倦，面色枯槁，重则气喘、汗出、四肢厥冷，即濒于危矣！治疗之法，当以补涩为主，补则如人参、黄芪、熟地、当归、阿胶、炮姜炭、炙甘草之属，涩则如龙骨、牡蛎、侧柏炭、陈棕炭、藕节炭之属，务使其血崩早止，庶无虚脱之祸也。但补涩一法，虽为产后血崩之救急良法，犹宜于临证之时细加审察，如有内热者，须酌加山栀、黄芩等药，有内寒者，须酌加肉桂、鹿角等品；如兼见胸闷、腹胀、腹痛等气滞之证，则补涩之药，切宜慎用；或兼见恶寒、发热、咳嗽等外感之证，则补涩之药尤当禁忌。是在临证之际，随机应变，岂可胶柱鼓瑟哉！

（《苏州国医杂志》1936 年 12 月）

产后三冲辨（上）

杨彦和

余前为严苍山先生代讲妇科于中国医学院，偶及产后三冲，某生根据《医界春秋》曾驳三冲之说，因坚谓无三冲之症，余虽多方譬喻，不能复其已染之素丝。退而翻阅《医界春秋》第二十七期"驳王慎轩君发明产后三冲之病理及治法"，又第二十八期孟起之"……书后"与《妇女医学杂志》第三期王慎轩讲俞步卿录"发明产后三冲之病理及治法"，旁及舒高第、郑昌棪译述英国产科医院首座医师密尔所纂之《产科》等书，《产科》之第五十一章心病脉管梗塞案，确即国医三冲症中之冲心冲肺等证也（按：五十一章分五条所引医案亦非一例）。时余适以祖母病笃，丏严苍山先生商洽，并出各书示之，彼亦深以非驴非马之说为恨。本拟立作课外讲义一篇，奈旋丁王母之艰，遂未果。今作此文，犹有余憾也。

当此中西医学互竞短长之际，乃有人焉略一涉躐生理解剖，遂尔矜己傲物,不可一世,更且巧言如簧,妙笔生花,詟言惑众,蜚语害群,在识者尽可一笑置之。惟彼学者,性若素丝,或将喜其新颖而深信之,则不胜墨子之悲矣。

三冲之说,由张玉璐折衷古说而来,陈莲舫之《女科秘诀大全》转载之,徐灵胎《女科指要》论末有三急三冲,生死在反掌之间两句。谢利恒《医学大辞典》,并列产后败血冲心及冲肺、冲胃三条。查《张氏医通》,由清圣祖令御医张叡查看,并发交裕德堂装订备览。灵胎为一代巨擘,莲舫亦清季御医,《辞典》尤集一时俊彦之所编纂,均未非难其说,而独不足某子乎(此从大体言之也)?

宋代夏德(字子益)之《奇疾方》三十八道,可谓凭虚公子,堪称乌有先生。所谓事或奇于断发之乡,怪有过于飞头之国者,能为之咏,然唐与义刊印之,吴彦夔之《传信适用方》附载之,李东璧之《本草纲目》引用之,《宋史·艺文志》与清高宗《四库全书》均曾刊入。此吴彦夔所谓"其间一二症,昔尝见有病之者,皆莫知所以治疗之法"。盖其所载,纵无是理,或有是事,故存而不删,以防遇此症而无此法耳。苟经某子之手,早已痛加驳斥,不使存留简册之间矣。《奇疾方》之不驳,而驳《医通》,《医通》中入魔走火之不驳,而驳产后三冲,亦徒见彼自矜其得,自炫其长耳(此以反面证之也)。

抑尤有进者,今中医学说,经外医之多方诋毁,已自入于风雨飘摇之会。果外医抨评之不足,而吾自行暴弃有用之言,以作外医孝子顺孙而为虎作伥耶。呜呼! 中医前多抱残守缺,秘不公开之自私自利者,致使许多验方效法不能流传,而今日又不见子都也如此。噫嘻! 亦可哀矣(此就形势论之也)。

再进而谈其事实,则所谓"驳王慎轩君发明三冲之病理及治法"者之内容,尤多支离荒谬。惟吾应先事声明者,即王氏之言,是否不误,余不愿为之辩护,故置不论。今姑举驳者之言曰:"夫产后经阴道流出之血,俗称恶露,医亦附之。"彼以为"恶露"两字,由俗语传来,而医者附和之也。殊不知此两字出诸《金匮》吁。根据不明,茫茫大海,篷断孤舟,尚欲驳斥圣贤之书,多见其不自谅也。借曰仲景命名,原系探诸俗语,则时隔一千七百余年,何由悬揣而知,纵能曲解,吾不敢信。又曰:"岂知产后因胎盘与子宫剥离而血管破裂,其血渐经阴道而流出体外,此血也,即小儿在子宫内时,赖其生长之血,间虽有阴道血管破裂所出之血相混合,究非疮疡之血可比。然则何恶之有?谓之为恶,已属不妥。"此论专讲形质,必待疮疡之脓血相杂者,始得称之为恶,诚为仲景之所不可。然仲景之书,偏为古今中医之所遵守;仲景之方,偏为古今华人之所得效。盖产后因胎盘与子宫剥离而血管破裂之血,失所凭依,苟不听其渐经阴道而流出体外,亦绝对无法使之还入循环器官,而仍为生长之血也。借曰有法为之,或者自然致之,则产妇无生理矣。夫产后因胎盘与子宫剥离而血管破裂之血,已含有外界之空气,苟不下行,而溢入子宫迴血管,不将立时毕命耶。密尔氏云:"猝然绝者,必心本体有病……医生勒茄垿谓子宫回血管有空气拦入至总回血管,拷麦克查得回血管与心有空气泡,即明显有空气拦入证据。"此弊害之大者,亦临证之不多觏者也(苟惟止瘀之是务,此等坏证必多)。退一步言,以血管破裂之血,不使渐经阴道而流出体外,必将结于腹中,而为疠痛,《金匮》治以枳实芍药散,重则下瘀血汤。《产宝》主以大黄、牛膝、蒲黄、丹皮之类。《大全》治以失效散、花蕊石散,莫非行血破瘀。至傅青主之生化汤,尤为一般产妇之所常服,行血破瘀而得效,称之为恶露何伤。唐宗海曰:"治失血者,不去瘀而求补血,何异治疮者,不化腐而求生肌哉。然又非去瘀是一事,生新另是一事也。盖瘀血去则新血已生,新血生而瘀血自去,其间初无间隔。"产后失血,何能例外,明此瘀字,则恶字思过半矣,尚何必断断然作无谓之争哉。

(《医界春秋》1933 年 12 月)

产后三冲辨(中)

杨彦和

又曰:"而医者竟更创上冲之说,制上冲之方……试问血在子宫,上有子宫肌、腹膜、胸膈等阻隔,如何冲法?且上冲之路径若何?能明言之否。在古人之为此说,因未明生理解剖,纯由臆测。"彼自诩为深明生理解剖者,尚循环器官之未明，更何用其谍谍。岂子宫之血管破，阴道之血流出，而心肺之血，依然无恙耶？岂上焦之血与下焦之血，为截然两组之循环器官耶？须知下部血耗而上亦枯，下部血瘀而上亦滞。不特生产为然，即羸弱之平人入浴，每有因浴室中热度太高，气压太低，而现汗出心悸，呼吸困难，甚有因而虚脱者（此中含有唐容川男女异同论，所谓女子以血为主，男子以气为主之理）。表里上下之间，初不因层层阻隔而殊其作用，固如影随形，而如响随声也。请更举例以明之。密尔氏之《产科》第五十一章四百七十八节云"产妇每有气促、呼吸难，不能于第二阵时助送婴头穿门，彼时医生不料其心有病与脉管病证。余曾经一产妇，面变乌青，呼吸难甚，亟令胎婴调头，顺手拖婴脚出来，其人渐渐复原。又一产妇，当胎婴穿门时，尚能用力，迨产毕，即难呼吸，十小时后因气不通而毙，剖验其尸，见其心左房门扇收紧，血不能畅行，多阻于肺回血管及心左上房。凡呼吸困难面青者，一产即复原，皆因血管内有梗塞之故"云云。吾将转以奉询，此产妇亦由产门生产（非若王充论冲谓兔舐毫而孕，及其生子，从口而出。陆佃《埤雅》①谓兔视月而生，五月吐子）也。且亦上有子宫肌、腹膜、胸膈等阻隔，其心肺血管之血，何以梗塞耶？且梗塞之路径若何？在某子深明生理解剖者，必将有以语我来。而吾古圣先贤，仅知有是症，即创此说，制此方以愈斯疾，活斯人也。某子必谓为纯由臆测，而欲否认之，屏黜之，使后之遇此症者，以肺炎之法治之，枉死病者，断送中医，不使病家兹趋外医不止，为功为罪，请自忖之。

又曰："吾敢正告王君，君之所谓三冲者，皆似是而非，今姑告君以真相。君所谓气喘、鼻掀、寒热、头疼之冲肺症，乃由产后感冒所致，即西说之肺炎症，可用解表法以治之。"余固谓非为王氏辩护，今姑以医通为对象论之。张石顽云："若面赤呕逆欲死，曰冲肺，二味参苏饮，甚则加芒硝荡涤之。"此言乃根据陈良甫《妇人良方大全》云："产后喉中气急喘促，因荣血暴竭，卫气无主，独聚于肺，名曰孤阳，最为难治。"薛立斋曰："此症若瘀血入肺，急用二味参苏饮。"（按：二味参苏饮为人参、苏木。一以助心房之鼓舞，一以破凝滞

---

① 《埤雅》：训诂书，二十卷，分释鱼、释兽、释鸟等八类。

之瘀血。薛氏原文谓："治产后血入于肺，面黑发喘欲死者。"）据此，则张石顽所谓面赤，当系面青或面黑之误，总为内有瘀血之象，与密尔氏所谓面变乌青者相同。气急喘促，即呼吸困难也。《中国医学大辞典》之解释营卫，以为"清者为营，即动脉血。浊者为卫，即静脉血。营在脉中（发血管均在人体血脉之里层），卫在脉外（回血管均在人体血脉之外层）云云"。以征陈良甫之说，可谓洞见症结，与密尔氏解剖所得，若合符节。王慎轩所谓发明者，反失冲肺之真象。由是言之，并非无冲肺之症，实乃由王氏改窜之所误耳。而驳者又未能勤求古训，反据西说中之一知半得，以沾沾自喜，致谬认为肺炎。至谓肺炎症可用解表法以治之，尤非适应之剂，肺炎固如是其简单耶。余于此症，屡以仲景之麻杏石甘汤，加减取效。不愿效彼自私自利者，作"吾尝得治法，不暇为发明家之王君告也"之语也。

又曰："所谓胸脘痞满、噫气呕吐、潮热自汗之冲胃症，乃由产后胃弱食滞所致，宜用健胃剂治之。以上二症，无朝发夕死之危。"查张氏此论，渊源于《经效产宝》续编中附录之产后十八论，其第十五曰："产后腹胀满，呕逆不定者如何？答曰：败血停于脾胃，食充胃，胃充气，既不安，即吐逆、充腹作胀。"《产育宝庆集方》云："产后腹胀闷，呕吐不定者何？答曰：败血散于脾胃，脾受之不能运化精微而成腹胀，胃受之则不能受纳水谷而生吐逆。医者不识，以寻常治胀止吐药疗之，病与药不相干，更伤动正气，疾愈难治，但服抵胜汤必瘥。"《妇人良方》云："产后口鼻起黑气及鼻衄者，盖阳明经脉之海起于鼻交额中，还出挟口，交人中，左之右，右之左。此产后气虚，荣血散乱，胃绝肺败之症也。"张氏综上诸说，创为冲胃之论。考之实际，此等症候，以治胀止吐而不愈，胃中自难免有积血，不必待呕血与口鼻起黑气者，方以抵胜汤中之泽兰、赤药，补牢于亡羊之后也。尤非"宜用健胃剂治之"而召"病与药不相干，更伤动正气，疾愈难治"之消者所能了事。至谓"以上二症，无朝发夕死之危"则冲肺症能令产妇十小时毕命，是否朝发夕死耶？至口鼻黑气起者，郭稽中、陈无择均不出方，陈良甫亦谓无药可疗，薛立斋谓愈用二味参苏饮，加附子，亦有得生者，竹林女科治以独参汤下花蕊石散，更是否无危？是否宜用健胃剂治之耶？知新而不温故，不善之不能改。翻欲积非成是，众口铄金，一旦谬种流传，产妇生死反掌。噫嘻！岌岌乎殆矣。

（《医界春秋》1934 年 1 月）

产后三冲辨（下）

杨彦和

又曰："其所谓烦躁、神昏谵语之冲心症，则为胞屑未清，化脓入血之症，此症甚为危险，凡旧式产婆接生多酿此患，王君之治法必不效。吾尝得治法，但不暇为发明家之王君告也。"夫惟旧式产婆接生多酿此患，是以败血冲心之症，在中国则数见不鲜。惟旧式产婆接生多酿此患，是以外国之产科医院与西医之接生者，则从未一见此症也？然而以事实言之，中国此症不常有，外国此症不能无。此何故耶？非某子之厚诬旧产婆耶。旧式产婆，余固不愿为之辩护，且亦不屑为之辩护也。然谓旧式产婆接生多酿此患，则余决不能信，事实亦决不能许也。非然者，某子之本身，某子之父若母，果为西医接生欤？抑在外国医院诞育欤？如为旧式产婆，当系多酿此患中之侥幸者矣。

夫产后烦躁、神昏谵语，既不能为胞屑未清，化脓入血之惟一证据，而胞屑未清化脓入血之症，复不如是简单。密尔氏《产科》第四百八十节云："晕证轻者易治。更有一种猝然丧命，往往剖验查不出其何证。只查得其心体软弱，各房皆空，无血。"此与前引第四百七十八节，均为冲心症之暴死者剖验之结果。何以不谓血中有脓耶？又五百零六节，论产后子宫内迴血管发炎，亦谓发酵症，云："寻常产后一二日，觉寒凛冷悚，子宫痛，脉息加数，痛沿至背，与胯骨骨盘及腿。手按之更痛，行动亦然。头痛兼呕吐，恶露不至，乳头不绽而平，或恶露甚臭。亦有子宫不痛，汁多，时有一种气味，人甚乏力，并有泄泻，迨后脉息加数，每分时有一百四十至一百五十至者，舌苔干红，或有一层厚而亮之瓷釉物（釉，音又，为敷于瓷器表面之药品，所以杜塞细孔，使有光彩者或紫色），口渴，昏晕。某子仅凭此一段症状中之"昏晕"两字，与烦躁谵语，遂如老吏断狱,指为发酵症,并嫁祸与旧式产婆,然而妄矣。恶心并吐绿色或紫色流质,面颧有寒热虚红色,皮肤暗黄色,常常寒憟,腹内气胀,侵偪①膈膜,呼吸更难,阻心之行动功用。有冷呃,病重剧时,伤于痛而乏力。"至于此症剖验之所得,亦与前引四百七十八节、四百八十节,回不相同。《产科》五百零八节云,"回血管内有极多暗色流质,血块甚软,收缩不硬,肺、肝、脾、肾、心等具,有无数圆形红斑点,近斑点处有脓聚,此斑点即其变脓之物。肺内疮疖,比肝更多,节骱多脓,脆骨亦溃烂,头脑常血聚,中且有脓。心体胀大或变软,心包膜有清水汁,脾变软或烂。内肾又变软,有清汁遮满,或有脓聚,其上子宫迴血管收缩,衬衣变厚,清汁与脓布满"云云。内候既迴乎不同,外象后有明显之特异,又安能以两症相混,而并为一谈耶。至于此症之原因,尤非旧式产婆所能独播其种子。《产科》第五百零四节云:"胎盘不尽出,留有碎块在内致溃烂,子宫损伤,此即胞屑未清、化脓入血之说也。或因胎婴位置不整,或用钳具及他手法所损,西医亦有此说,非独旧式产婆为然矣。或受冷,五百零六节,有传染伤风之说,可以互勘。或喷收敛药水,皆能害之,竟致子宫烂死。更有天气不正,冷热不定,恶露不到,亦足害之。"此说与中医相同。而某子独谓"此血也,即小儿在子宫内时,赖其生长之血,谓之为恶,已属不妥"云云。此处"恶露"两字,虽出译者之手,而恶露不到,亦足害之,则为某子之所梦想不到。读此数节,然后知某子之不良于辨症,而武断其病名,生死所关,性命所系之病,岂宜如此草率耶。更岂可作"王君之治法必不效,吾尝得治法,但不暇为王君告"之语耶。彼逞意气之争,居心使王氏失效者事小,而存见死不救之心者,哀莫大于心死矣,更不使他人研究其得失者,无非恐为人发觉其以治化脓入血之方,而治产后血晕之病症耳。

总之,染于苍则苍,染于黄则黄,不特儿童之性为然,即成人亦莫越乎近朱者赤、近墨者黑之定例。某子涉猎西说,一知半解,全豹未窥,竟尔数典忘祖。无怪乎道地中国人之所谓毒克透者,惟恐中医之不即澌灭也矣。章虚谷②曰:"各抒己见以立言,难免顾此失彼之弊,不明圣经源流,而师一家之说,则必以诸家为非,是以偏视偏,无怪乎各相牴牾也。"盖章氏以为"气化流

---

① 偪:疑作"逼"。
② 章虚谷:章楠,字虚谷,清代浙江会稽(今属浙江绍兴)人。著《医门棒喝》《伤寒论本旨》等。

行,变迁靡定,人生禀质,南北不同。古今名医,各以其时气化,其地风土之不同,而况中西国度地隔数万里,风俗习惯完全不同。例如中法,于产后若干时内不许平卧,而西法则否。此其荦荦①大者,不可相非也"。然则产科病候,固可相非耶。章氏又曰:"天地之大,事物之变,莫可涯涘。究之一理而已,见其理则触处皆通,昧其理则动多窒碍。"此言尤足为某子下一对症之针砭。于戏汲古得修绠,韩诗□②咏:好古而敏求。孔训昭垂,学而不思也罔矣,思而不学也殆矣。某子其三复斯言。

(《医界春秋》1934 年 2 月)

产后浮肿症之研究

程　哲③

产后诸症,均不可与寻常一例治之,盖以产后有血之关系,最为重要,其他兼症,以末治之。有主气血大虚者,有主败血为病者。丹溪、立斋诸前辈,立论多以大补气血为主,故《金鉴》产后论中,多以加味八珍汤主之,及读傅青主《产后论》中,独以生化汤为主。八珍汤大补气血者也,生化汤化瘀生新者也,究竟孰是孰非? 医道有关人命,不能不为之一推阐焉。产后症亦多端,不能逐一详辨,只就浮肿一症而辨之。观丹溪云,产后肿必用大补气血药为主,少助以苍术、茯苓,使水自利,此为脾气不运而水散于皮肤者,犹可说也,倘或不然,贻误非浅。产后浮肿,原因非一。有自怀妊肿至产后不退者。有因产后失于将理,内伤外感之后,致使血与气搏,滞于经络而成浮肿者。有因败血停积,循经络而流入于四肢,留蓄日深,却还不得腐败如水,致令面黄四肢浮肿者。考其产后生病,亦未尝不由于气血两虚。施治之法,当审机而度势。其败血流于四肢而浮肿者,固瘀血也。因内伤外感壅滞,血搏

---

① 荦荦:分明貌。
② □:原文缺字,下同。
③ 程哲(1890—1966):字子浚,崞县(今山西原平)人,崞县政协第一届至第五届委员。随父程槐凯学医,曾任太原市公安局督察长,军医,20 世纪 50 年代中期在崞县人民医院坐诊。

第一章　病证诊治　│　**51**　│

于气而浮肿,亦瘀血也。再问其腹中胸胁之间,若觉或痛或满,按之益甚,面色青黄而暗,则断其为败血无疑。苟不至口目黑气起,唇反人中平,兼见泻嗽。尺脉微散之时,均可先逐其败血,后调其脾胃,渐渐而愈。

逐败血以小调经散方,用没药、琥珀、桂心、芍药、当归、细辛、麝各五分,共为细末,每服五分,姜汁、温酒各少许调服。调脾胃以六君子汤加减。盖败血不去,不惟不受补,而且有害。世之富贵之家,喜补而畏开者,鲜不惑于丹溪大补气血为主之弊,兹特举产后浮肿一症以例其余。《金鉴》曰:胎前余有详不足,产后不足审有余。信然。

(《医学杂志》1924 年 10 月)

产后便秘之研讨

张仲仙

《金匮》云:"新产妇人有三病,一曰病痉,二曰病郁冒,三曰大便难,三者不同,其亡血伤津则一。"本文专论产后便秘,对于痉及郁冒,暂从略。

考产后便秘,由于血去过多,津液大伤,肠中枯燥,故大便艰难,此时除胸脘痞闷、食欲不振外,并无他恙,但迁延日久,能变肺痿、黄疸、反胃等证,危险殊甚。庸手主攻,用承气等汤,颇觉不妥,因承气峻利之品,便秘属于实热者,妙不可言,产后百脉空虚,万不可服,重则气脱,轻则元气大伤,变证蜂起,慎之!慎之!

唯一良方,用脾约丸,去大黄,加当归、皂角子,连服三帖,大便自解,再结再服,不结为止。余屡试屡验,毫无流弊,或者谓:"产后不宜用白芍,恐伐生生之气。"不知白芍炒微黄,即不凉,产后无碍,且产后便秘,本由血去过多,肝热太旺,肝阴不足,白芍能平肝热,滋肝阴,佐以辛咸性燥之皂角子,更觉奥妙无穷。当归养血平肝,杏仁、麻仁润大肠,枳实、厚朴由上而下,皂角子直达下焦,通大便之虚秘。诸药平和,能使胃肠之积滞,缓缓下行,不伤正气,无论何人,无论何时,均可服之。如产后便秘,系伤寒、温疫、痘疹及其他杂证所致,又当别论,服此无效也。

方附后　西当归(醋炒)四钱,火麻仁(杵)五钱,麸炒枳实钱半,杭白芍(炒)三钱,苦杏仁(去皮尖,研)五钱,川朴(咀)一钱二分,皂角子(炒,研)二钱。

(《中医世界》1937 年 1 月)

产后腹痛之实验

莫　莹

妇人产后,因瘀血未泻,小腹痛如刀刮,若无别症发生者,不必去谓医,用此方立愈。莹曾经治十人,皆药到病除也。

失笑散方　正五灵脂(炒)三钱,蒲黄二钱,共为末。加上好白醋四两,用瓦铛加些水,连同药末和匀。煮几滚,共成大半碗,连渣热服。不过五分时,止痛,真奇方也。

(《医学杂志》1937 年 6 月)

产 后 痢 验 谈

陈雅愉

生化汤统治产后诸病,运用妙在加减,尤须知禁用之药。近人颇有嫌此方燥热而主用甘腻者,殊不知产后血虚,用药以生血为主,故当归必用至八钱以上,行血为辅,桃仁、黑姜不过数分,盖恶露不消,必蔚为大病。分量不可妄更,君臣佐使,配合至当,且当归滑润,何燥热之有?

利为产后恶症之一。如赤白相兼,腹痛里急,最为难治。欲调气行血,推荡利邪,则虑产后元虚。如滋荣益气,又恐利疾邪盛。若仍以生化汤加减治之,则有行不损气,补不助邪之妙。此不传之秘,数十年之实验,茫无一失。兹将加减法列后,愿临症者一试之也。

产后痢在半月内，忌芩、连、白芍（纯红利，在一候以外者，可少用炒白芍。一候以内，仍不得用）。

产后痢在半月内，生化汤去黑姜，加陈皮四分，茯苓一钱。腹痛只能用莱菔子数分，炒山楂亦可用，不可用木香。如白痢，加砂仁五分，一二服后，加阿胶珠。

产后痢已数日，或在二十日以后，气禀素壮者，可少与香连丸。以生化汤加厚朴数分，白芍二钱，煎汤送服。

产后久泻，气陷肛脱，以至大便不禁，及久痢不止，宜六君汤，加黑姜、木香、肉果各数分。

产后伤食泻利，宜生化汤，加人参、神曲、麦芽。伤肉食泻痢，加炒山楂、砂仁。

产后脾胃弱泻痢，四肢浮肿，宜四君子、五皮汤合服。

产后白痢，日久不愈，属血虚，四物汤加人参二钱，黑芥穗一钱（白芍酒炒少用）。

初产后禁用之药，如枳壳、枳实等耗气不可用。陈皮可用，亦只数分。误用硝黄，必致上胀下膨。芩、连、知柏等苦寒尤忌，泄热损胃，反至增热。补不得用党参、芪、术，至血块疼痛不止。体虚者只可用关东参、石柱参等。地黄滞血，恶露不行，亦所禁用。

产后如一候以外，恶露已消，患痢已数日，痢已稍减，可用补中益气辈。若泻痢色黄，乃脾虚气虚，最宜用之。

（《国医砥柱月刊》1938 年 9 月）

产后痢用白头翁加甘草阿胶汤之研究

尝考痢疾，古名滞下。《素问》谓之肠澼，《难经》谓之大瘕泄，《伤寒论》谓之便脓血，《金匮要略》谓之下利，《千金方》谓之久痢、热毒痢，《范汪方》谓之天行痢,《赤水玄珠》谓之疫毒痢,《本草纲目》谓之瘴痢,《三因方》谓之风痢,《秘方集验》谓之疫痢、禁痢,又有冷痢、热痢、气痢、血痢、噤口痢、五色痢、外感痢、三阴痢、三阳痢、赤白痢、鱼脑痢、括肠痢、痧毒痢、休息痢、奇恒痢,在妇人更有胎前痢、产后痢,在小儿更有疳痢、惊痢、痧后痢、痘后痢等名称。西名实布的里性大肠炎,又名酿脓性坏疽性肠炎。其原因为一种杆状细菌,于一八九八年为日医志贺氏所发见,曾流行于其国。其传染之途径,由苍蝇及尘埃食具等,为传布该菌之媒介,或由于赤痢伪足虫(又名阿米巴或变形虫)之侵入而起。在患者大便中,可以检出之。其所以能致病者,因变形虫之外浆,与杆状菌之毒素,有破坏肠黏膜与组织之特性也。本证可分为轻、重二种。

加答儿性赤痢:本病系轻症。起剧烈加答儿性炎,黏膜充血出血,生浆液性或浆液出血性渗出物,黏膜面被脓黏液,纤维出血性渗出物。各处上皮陷坏阻,混于沉着之纤维素,形成白色糠状物。

实扶的里性赤痢:本病系重症。初亦呈加答儿性赤痢状,但黏膜质速陷坏阻,生腐痂,全肠壁亦发炎,酿脓腐痂剥离后,生赤痢性溃疡在剧痛,不但黏膜坏死,且发败脓性酿脓,黏膜质变恶臭块。若溃疡深蚀,则肠壁穿孔,起腹膜炎。病变就治,则结瘢痕,使肠管窄狭。

白头翁加甘草阿胶汤之药理作用,今详释之如下。

白头翁,属毛茛科植物,含极辛之黄油,加水蒸馏之,即得白头翁素(anemonin)及银莲花酸(anemonic acid),为消炎性收敛药,有杀菌、解毒、镇痛、退热作用,尤其有作用于大肠之特能,故对于急性赤痢极有效。

黄连,亦属毛茛科,成分为秘鲁培林(berberin,$C_{20}H_{17}NO_4$),能增胃液之不足,使消化机能亢进,又能刺激脉管运动之中枢神经,而使肠壁之脉管收缩。如与痢病菌相遇,有制其繁殖力,并能限止其本身之活动力,为苦味健胃药。主治胃肠,及其他之充血性炎症。故对于下痢、呕吐、出血、腹痛等症,均治之。

黄柏,属芸香科之落叶乔木,其成分与黄连同,有增进胃液、促进消化之能。至肠有刺激肠壁神经,使肠吸收增加。对于炎症,有制止黏膜之分泌,消退皮肤血管扩张之炎肿,并恢复患部之血行,为有力之消炎止血收敛药。

又具杀菌、解热、尿利之特效。

秦皮，属木犀科，为消炎性收敛药。有清凉、解热、敛肠、灭菌之作用。

甘草，为山草类，属豆科之多年生草，成分于甘草糖，有缓和急迫，及黏滑包摄作用，为痢疾腹痛之缓解药。又为矫味药，且产后虚极之体，内服后有促进全身细胞新陈代谢之功。

阿胶，为滋养性强壮药，有缓和包摄作用。能缓解组织之紧缩，或包摄糜烂面，且其滋润性，有促进血液凝固之力。对于产后出血，殊有功效也。

（《国医砥柱月刊》1938 年 9 月）

论产后之恶露

李慰农

世俗于妇人产后，多饮砂糖汤、酒生化汤等，妄行其血，阴虚者蒺损堪虞。古人亦曾议及云，暑月产后，恶露不行者，服六一散最妙，既可行瘀，又能清暑。愚以为恶露不行、腹无胀痛者，皆不必服。欲明其理，须先明恶露为何物，何由而生。恶露者，产后子宫之出血也。子宫曷为而出血？盖胎胞之蒂，附着于子宫，其中血管，犬牙相错，怀妊之时，借以输送养料，交换气体，以长胎儿者也。胎儿既出，胞蒂亦从子宫脱离，其中犬牙相错之血管，因之破碎断裂，血即从此而出也。而新产子宫，收缩未全，内腔尚宽，故从胞蒂所出之血，不即出外，必停潴于子宫腔中，徐徐溢出，是以色多紫暗而成块，人多疑为恶血败血，胞中郁滞之血。怀妊十月，经水不行，所停蓄以养胎儿之积血，以为宜去宜尽，否则恐留为大害。殊不知胞蒂之剥离，血管之破裂，有大有小，若血管无大破裂，则亦无大出血也。亡室于氏，庚申仲夏新产，老仆妇每晨以砂糖艾叶汤进，不令余知。殆半月后，忽然呕吐，寒热大作，转成温疟。经徐师印臣多方清解，始得安痊，后仍患虚劳而殁，附此以志憾焉。

（《医学杂志》1923 年 10 月）

辨丹溪论妇人产后淋漓由于损伤尿脬之误
并详论其证治

商　智

读丹溪《格致余论》，内载尝见收生者不慎，损伤产妇尿脬，致病淋漓。一日徐姓妇，壮年难产得此，思肌肉破伤在外，尚可补完，脬虽在腹，恐亦可治。以参、芪、芎、归、桃仁、茯苓、陈皮等味，煎以猪羊胞汤，极饥时饮之，一月而安等语。初时信口读过，不以为意，后经诊治多人，始知脬破一语之不确。夫脬之为物，肌肉平滑，柔韧异常，不易扯伤。试取猪脬试验，两手力扯，尚不易破，人脬当亦相同。丹溪之言，殊非事实。且妇人难产，如横产、倒产、偏产、碍产之类，以手术取下胎儿者，屡见不鲜，而脬破淋漓，实不多闻。其因胞衣不下，手取胞衣，误触膀胱括约肌而致者，则诚有之。盖妇人子宫，居膀胱之后，贴近膀胱，鲁莽稳婆，信手穿入，暗中摸索，偶尔不慎，触伤膀胱括约肌，肌体放松，不能括约，以致汤饮入口，立时下流，非脬破也，膀胱括约肌失其约束也。然亦有因收生婆不慎而得者，如产后之犯房劳太早，产后磕伤是也。一遂安方姓妇，年二十一岁，产后未一星期，恶露已净，其夫年轻无知，强欲求欢，立时发见此症。又江西玉山县廖姓妇人，产后五六日，出外洗涤污秽，偶一失足，磕伤臀部，亦立时尿出不禁。据此二人观之，损伤膀胱括约肌，即能发生此病，不必尽由于收生婆之不慎也。但受病虽有不同，而治法无甚差异。妇人年轻而治疗迅速，不过三星期可以奏效。反是，未有不成锢疾者。

当病初起之时，速以大剂当归补血汤（生上芪四两，全归八钱）以补其肺气，加荔枝肉一两收缩其括约肌（若加别直参四五钱尤效），服十剂后，再用潞党参一两，炙芪一两，鹿角胶六钱，荔枝肉三钱以峻补督脉上升之气，自无不愈。丹溪以脬补脬，及方书固脬汤之黄绢、黄蜡。补脬汤之白牡丹根、白及等味，不足恃也。至于已成锢疾（腹中稍饥，及稍食冷物，必淋漓更甚），维持之法，以东垣补中益气汤，除柴胡，加附片三钱、荔枝肉三钱，吞全鹿丸五钱(以山羊胎末加入此丸,尤效),甚效。此予经验所得,非浮光掠影之谈。特悯夫世界之同病妇人,日夜淋漓无有已时也,故举见,以质同好。

(《中医世界》1929年12月)

产后乳汁不下之原因及治疗

王映和

乳者,系血所变也;血者,系液所化也;液者,系后天谷食所生也。今妇人产后,乳汁不下,吾得而论之,有因临产去血过多者,有因瘀凝气滞者,有因气郁不舒者,有因气血虚弱者,以上数项,皆能绝其化源,非止一端,各有主因,不可一概而论之。

然无论何种病因,大抵以四物汤为主要。如去血过多,可加阿胶、麦冬、花粉之属。瘀血停滞,可加桃仁、红花、醋炒大黄之属。气郁不舒,可加木香、香附、青、陈之属。气血虚弱,可加参、芪、术、草之属。四诊审明,然后用药,方能有效。非然者,一见乳汁不行,即用通窍下乳之药,如王不留行、山甲、漏卢等,在体壮盛之人,用之原无不可,若体弱血衰之辈,用之不但不能下乳,抑且反伤气血,可不虑哉。

(《医学杂志》1930年8月)

产后乳汁不下的原因及治法

英 士

产后乳汁不下,是一般妇女常见且最苦恼的一种病,不用说是妨碍婴儿的发育和健康,即患者将来的健全,也要受影响的。因为乳汁不下,转变为乳炎者有之(即乳肿),乳炎不消,成为溃疡者有之(即乳疮),甚至累月经年,久治不愈的乳癌。渐渐的引起全身营养不良,造成贫血,月经障碍,生育停止……终至死亡者亦有之。其他因为乳汁不下，必须雇乳母，或购买乳汁、乳粉，所受经济上、时间上的损失，还算是小问题。由此观来，妇女乳汁不下，乃是具有危险性的症候，所以特来研讨，希望一般阅者稍加注意预防，以解除这种疾苦。在研讨乳汁不下的原因之先，必得明了乳汁的来源，所谓知病理，须明生理，明白病理、生理，才能谈到治法，或者不致于乱治。

乳汁的来源：乳汁的来源，简单的说，就是乳腺的分泌。乳腺之所以分泌，因为乳腺有多的蜂房（即乳房），蜂房的四壁有一层分泌表膜，表膜外面有平滑肌肉，每个乳腺由大管至乳头的乳孔，但在未出乳之前，乳腺又先导乳至一小蓄乳池内以备存蓄吸取。所以乳的生成，先由蜂房表膜的分泌，再由蜂房的平滑肌的收缩，被赶至蓄乳池，以次到乳头出乳孔，这就是乳腺极明的生理。女子到了二七的时候，乳腺组织逐渐长大，但不发生如何的变动，所以依然不能分泌乳汁。可是受精之后，不独是组织继续的生长，而司分泌乳腺也要是成了。到了怀孕的后半期，乳腺便能分泌少许的黄色液体（俗名脂奶），分娩二三日以后，真正的乳汁便逐渐的分泌旺盛。如果妇女身体健康，营养适宜，乳汁绝不会不下，亦不致供不应求。明白乳汁的来源，再进讨论乳汁不下的原因。

乳汁不下的原因：产后乳汁不下，洽与乳汁的来源相反，因为无非是乳腺发生了障碍，分泌的机能消失。要知道，促使乳腺的营养和分泌的，是血液，血液有了变质或缺少，乳腺虽能分泌制造乳汁，在事实上也是不可能。所以乳汁不下的原因，探本求源的说，就是血液的病变，其所以故？又不外乎下列四端：一临产去血过多。二瘀血凝结。三气郁不舒。四气血虚弱。以上四端，又可以虚、实二字总括起来。大凡产后之妇，去血必多（尤其是体质薄弱的妇女），血液愈亏损，则滋养全身的养料愈减少，固有的血液，为救济全身重要脏器的急需起见，一时不能供给乳腺的发育，分泌作用于以停滞，所以乳汁不下，此属于虚，如一（临生产去血过多），四（气血虚弱）属之。又七情郁滞，则精神亦沉滞衰弱，精神沉滞衰弱，则周身各脏器的发育能力减退，乳腺分泌机能，也连带的受影响，所以乳汁亦能不下，此属气实如三（气郁不舒）属之。至于瘀血凝结，则更显明，瘀血者，就是污秽的血，不但不能营养全身，反倒妨碍有益血液的产生，和血液循行的道路，日人汤本氏云"瘀血盖污秽之谓，是瘀血者，即变化而为非生理的血液,则不惟已失血液之用,反为有害人体之毒物……不惟失抗菌性,从而适于细菌之寄生繁殖,终必于脏器组织内而起血塞,血栓云云"——于此可知,瘀血凝结,既然有害血液的产生,就能影响乳腺的营养,所以乳汁不下,此属于实,如二(血瘀凝结)属之。我们对于乳汁的生理和乳汁不下的病理即明,则乳汁不下的治疗方法,自知迎刃而解,不道自破了。

乳汁不下的治法:现在我介绍给诸位一些临床试验上有效的方剂,希望大家对症选用。

涌泉散　川芎一钱,茯苓三钱,苍术二钱,肉桂二钱,大黄三分,木香三分,甘草八分。上七味,水煎服。

乳泉汤　茴香根十六钱,茴香叶十二钱,水杨梅叶十二钱,蒔萝叶十二钱,茴香子十六钱。上为煎药,分三日服,日服三次(此汤几经试用,其效如桴)。

涌乳汤　乳汁不通者用之。木通、天花粉、当归、川芎、生地黄、芍药、王不留行。

酿乳丸　产后百日内乳汁不通者,服之神效。木通叶六钱,牡蛎四钱,麦门冬二钱。上三味为细末,糊丸如大豆大,蒲黄为衣,白汤送下。妊娠中亦可服,禁五辛、青菜类,又不可与他药并用。

生乳散　治乳闭方。穿山甲、龙骨、瞿麦子、麦门冬各等分。上为末,温酒送服。

瓢蓄汤　治乳汁不通者。紫苏、藿香、木通、天花粉、甘草各等分。上加干□一钱,水煎服。

当归补血汤　产后无乳者用之。当归、黄芪(酒制)。上为煎药。

(《中国医药月刊》1940 年 11 月)

产后房劳论

顾文山遗著　尤学周录

妇人生产二三月后,身忽发热,逾时暂解,数日后又热,仍复暂解,浸假两三日一发热,渐进至连日脉数身热不能暂解。身体困倦,饮食渐减,面色萎黄似外感而非外感,似内伤而非内伤,咸目之为蓐劳。但蓐劳乃产后月内之病,因坐草艰难所致,此乃生产二三月内之病,与蓐劳似同而实异,俗称产母病也。

每见医者调治此种病时,始用发表疏解,不应。旋用养阴清热,后用健脾开胃补虚等药,总归无效。其人日见困顿,热仍不解,脉象虚数,沉分带弦,一病淹淹,渐成劳怯。遍考方书,既无确论,又无专方,医家无所折衷,束手坐视而已。殊不知此症乃生产一月之内,八脉空虚,恶露未尽,夫妇同床,致将恶露阻住子宫,不能尽去,是以血络日渐瘀积,气亦窒滞,一身气血,不能昼夜流通,而营卫不调,身热作矣。初不甚觉,以后血愈积则身愈热,身愈热则气愈弱而血愈积,遂成干血痨症而难治矣。疗治之法,不外补气通血四字而已。盖气为血帅,若气不足则瘀难通,故补气通血,不可偏废。若但知养阴清热,则血更滞而热更甚,热久不解,势必血渐涸而气愈馁,欲望不成劳得乎?谨录两方,临症加减,聊为此症之规法,庶几后之学者,有所适从焉。

延胡索散　延胡索、生赤芍、生蒲黄、上肉桂、琥珀、当归、红花,各二钱。

古药用好醋浸一宿,共为细末。每服二钱,七服而尽,陈酒送下。如虚弱者,用人参煎汤下。

八珍加味汤　川芎一钱,全当归三钱,赤芍钱半,熟地四钱,人参三钱,茯苓三钱,冬术(土炒)三钱,炙甘草六分,广陈皮三钱,桃仁泥三钱,新绛一钱,苏木钱半,五灵脂三钱,上桂心五分,延胡索一钱,大红鸡冠花一两(干者减半)。引用生姜三片,大枣二枚,青葱管三根,加酒三杯,煎服十剂。如月分尚浅,气血稍弱,则服前方。若月分已多,气血大伤,则服后方。

(《中医杂志》1925 年 3 月)

产　后　论

冯　骐

丹溪曰:宁治十男子,不治一妇人。甚言其女科之难也,此不过概论杂病，及调经胎前诸门，若夫论及产后，尤为更难。何以言之？盖因胎前、调经诸证，气血虽亏，亦不至大亏，用药稍差，亦不至致命。产后则不然，用药稍差，祸不旋踵，所以言难者，如此。产后之症状，虽然复杂，要不外乎虚、实二字而已。虚者宜补，实者宜泻，此千古不易之法。然虚、实二字，大不易知，人咸以产后无实证，一言以蔽之。曰：产后气血大亏，理当大补，莫不以此偾事。若产后果系去血过多，瘀血不停，主用补药，谁曰不宜。所患者，恶露未尽，遽用补药，以致轻症转重，重症垂危，此余平生从经验中得来。我乡相沿产后不敢服药，推其不敢服药之原因，皆由医家未识虚实之故。以愚管见，产后去血多，不足为患，及不医药，亦无关紧要。所患者，恶露未尽，瘀血停留，以致变证百出，其轻者数月不愈，重者生命难保，可不畏哉！

（《医学杂志》1931 年 12 月）

产后伤食之治疗

张子恒

青年妇女，娩后摄生，一生中最注意之时也。斯时生活之能力，较常薄弱，形体倦怠，气血精神因分娩之消耗，先天已虚，后天脾胃亦因之而衰。是时对产妇之食料，宜择富有滋养、容易消化者，少食肉类及多汁之果品蔬菜等，最宜多食牛乳、米粥、鸡蛋、面包等。设缺乏妇女常识，惟虑其产后之生活能力薄弱，进厚味之食品，强之以饮食，胃虽能纳，脾胃之消化作用迟钝，以致食停痞塞、嫌恶食物、嗳气吞酸、恶心呕吐之症，续之而生（西医名急性胃炎）。当此病期之时，治疗之法当辅其生活之原力，以补气血，理肠胃，养中之剂。审其所伤何种之食品，佐以消导其滞之药，则消化机能复旧。食滞病邪已却，则胃健消化力强，食欲增进矣。如伤饭食，佐以神曲、麦芽消解淀粉之药。如伤肉食，佐以软坚消滞防腐之山楂、砂仁。如伤冷食，佐以温振心肝之桂枝、吴萸。消补兼用，余之经验中未有不收事半功倍之效者。有者医家求诸速效，服消滞峻下之剂，反伤其生活之原力，病势益加。更医连服，相用上下,病之轻者而重,重者而危,实可惜也。是产后伤食误用消导之剂,病势反加,可不慎哉。略备数方,以备同志之采用。

参莲生化汤　治产后十日内,血块未消,兼伤食滞。力参三钱,归身五钱,川芎二钱,炮姜五分,炙草一钱,桃仁二钱,丹参三钱,建莲子三钱,水煎服。

加减:伤面食,加神曲、麦芽各钱半。伤肉食,加炒山楂五分,砂仁一钱。伤冷食,加桂枝、吴萸各五分。人健壮者,人参可减去,消滞药照方加重些无妨。

健脾生化汤　治产后十日外,无血滞伤食者。人参三钱,土炒白术二钱,炒山药三钱,广皮五分,神曲一钱,麦芽一钱,炙草一钱,云苓钱半,当归三钱,川芎一钱。水煎服,加减同上。如人虚素寒者,温性药可多用。虚热者,凉性药可量增。

(《文医半月刊》1936 年 12 月)

【编者按】 ··

　　产后病是指产妇在产褥期内发生的与分娩或产褥有关的疾病。常见的产后病有产后血晕、产后痉病、产后发热、产后小便不通、产后腹痛、产后身痛、产后恶露不绝、产后缺乳等。历代医家对产后病均十分重视,也有颇多论述。如《金匮要略·妇人产后病脉证治》指出:"新产妇人有三病,一者病痉,二者病郁冒,三者大便难。"《张氏医通·妇人门》曰:"败血上冲有三……大抵冲心者,十难救一,冲胃者,五死五生,冲肺者,十全一二。"又曰:"产后诸病,唯呕吐、盗汗、泄泻为急,三者并见必危。"

　　民国医家对产后病的诊治也有较多论述,本篇选择了多位医家产后病诊治经验的论文。有系统性论述产后病诊治的,如《产后病之研究》,分产后子宫之病(胞衣不下、恶露不下、出血太多、子宫翻出)、产后乳部之病(乳汁缺少、乳汁自出、乳房结核)、产后兼发之病(蓐劳、血晕、产后风、气喘、脘痛与腹痛、便秘与泄泻)等进行论述,每一病证又按原因、病理、证候、诊断、治法、处方、附记等详细论述,通过阅读此篇可以对当时的产后病诊治情况有一个总体了解。

有对某一具体产后病种诊治进行论述的,如产后发热。《产褥热及其疗法》指出"产褥热者,乃分娩时、生殖器之创面,受细菌之有害作用,而生之一种创伤热也",并对产褥热之分类进行阐述,分局部性疾患(吸收热、产褥性子宫内膜炎、产褥性溃疡、骨盆结缔织炎、骨盆腹膜炎、局所性血栓静脉炎或白股肿)和全身性疾患(产褥性败血症、产褥性脓毒症),并对每种疾病的西医治疗进行详细介绍。通过此篇可以了解当时西医治疗产褥热的概况,而此篇发表于《中西医学报》,可见当时中西医学的融汇交流。《产褥热证治的研讨》也介绍了西医治疗本病的经验。《产褥热之研究》则分虚热、外感发热、寒热往来,论述了中医诊治本病的经验。《论产后偏用温补之非宜》中论述了产后发热每以恶露未降,瘀停作蒸为多,投以温补,势必益其凝固,助其蒸热,不当甚明,不宜于温补。并介绍了作者自己的诊治经验,用竹皮大丸中之生石膏、东白薇二味为主,另加生杭芍、白茯苓为佐。如兼呕渴者,加用生竹茹、天花粉;如兼汗出者,加用生芪皮、穞豆衣。《产后血虚生热论》认为产后血虚为本,而外见发热为标,热因血虚而发。《产后发热论治》指出产后营卫气弱,百脉虚空,最易致发热病。外感风寒而发热治宜辛温散表,血去过多治宜养阴中佐以从治法,瘀血发热治宜化瘀养营调气,嗳腐咽酸而发热法当健脾化滞,起早过劳而寒热治宜大补气血,情怀抑郁、营卫不和而发热治当条达肝木而养营血,蒸乳之发热治宜宣达乳腺,流通营卫。这六篇文章,从不同角度论述了产后发热的诊治经验,涵盖中医、西医的内容,可见当时的医家对产后发热病证的重视。

对某一具体产后病种诊治进行论述的还有产后风、产后血晕、产后血崩、产后浮肿、产后便秘、产后腹痛、产后痢、产后乳汁不下、产后伤食等,通过本章内容,可以大致了解民国医家诊治产后病的概况,其中的许多内容对当代的妇科临床仍有借鉴作用。

第二章 用药经验

辟产后禁补之非

范继铭

俗习产后不可服补,恐补滞瘀血,宜乎多服破瘀之品,迄今已普及民间,积重难返,牢不可破,竟将攻瘀为上策。补剂如鸩毒,或有明在驳其非,置之而不乐闻也,或有昧者助其谬,竟笃信而无疑,甚至产后淹淹成损,犹在恣服生化汤。川椒或益母草、肉桂,伐正戕身,习焉不察,所以成蓐劳而殒命者,近世尤多见多闻,良可叹也。

夫产后气血亏乏,百脉空虚,藩篱不固,贼邪易袭,补虚御邪,尤恐不遑,反用燥热之品,惟图攻瘀,而不顾虚虚之戒,其咎可逭^①乎!要知产后血虚气馁,虽有瘀血逗留,亦当养血活血,不宜专一破攻。然补剂在在必需,但须清而不腻不滞,温而不寒不燥,庶几合矣。丹溪先生不云乎,产后以大补气血为主,虽有他病,以未治之。然朱大家之言,愚窃思之,亦为屏除忌补声攻之愤语也,若听从事宣传,则产后禁补之说,不攻而自破矣。今夫富家育麟,服则直参、东洋参、桂元等,在临盆之前,诘其故,以胎前补恐大胎儿,难出产门,产后恐补牢瘀血,致生疾病。发动时服下,则产妇有力挣挫,庶无力怯难生之虞。试问临产欲延几日,至于补药服后,大抵半日一日发性,半日过性,若产时只延半日或一二日,则所服补药,产后尤属莽烈,亦类补滞瘀血为害

---

① 逭(huàn):逃。

欤。若是观之,已失禁戒面目,奈之何其勿思。

(《中医杂志》1928 年 3 月)

说 产 后 用 药

钱公玄

语云:宁医十男子,莫医一妇人。良以妇人之病,恒较男子为繁复,且多经期胎前产后之疾,用药尤宜审慎也。兹以产后言之。夫产后之妇人,亦有七情内伤,六淫外感,岂能异于常人,一旦病作,则其用药治疗,不能一如平人,当兼顾其产后者也。其应注意之点有三。

《金匮》论妇人产后之疾,谓新产妇人有三病,病亡血、郁冒与大便难也。兹三者,皆血虚液少之病,良以产后血去过多,故阴气弱而津液少矣。但血去虽多,要皆获胎之物耳,设其人非极度虚弱者,则去者去而生者生,必渐能来复也。故《金匮·产后病脉证》篇内,并无峻补之剂,仲景所以首先谓新产妇人有三病者,即因产妇多阴弱津液少,用药当兼顾之谓,非产后皆大虚宜补之意。夫虚则固当补,但不可骤补,不可妄补,不可峻补,尤以产后最宜遵守此条例,否则恣意投补剂,或瘀露未清,转致瘀上冲心,致生他变,或产妇病有外感,投补剂则有敛邪之虞,即产妇无疾而投猛剂峻补,亦难免壅滞之患。此产妇不可妄投补剂,宜注意者一也。

产后若有寒热、头疼、感受外邪,慎勿投猛剂发汗,其症皆由临盆之时,元气不能自主,腠理松弛,邪乃乘隙窃入,在寒天则多中寒邪,夏日多受暑邪,应及早治之,否则多生他变。而吾人用药,不可发汗,恐其气血未复,不胜大剂发汗也。其感风寒者,宜投桂枝汤,《金匮》产后中风不解者,仲景用阳旦汤,盖桂、芍本为和剂,虚人发汗,仲景皆用桂枝汤。若感温邪,宜辛凉散风,桑菊饮之类。此产后不可妄投汗剂,宜注意者二也。

产后津液不充,阴气不足,大便多闭,或小便不利者,此因津液衰少,无以濡润大肠,肠中枯燥,故大便不行,而膀胱无所入则亦无所出,故小便不利。若用攻下，徒伤胃肠，若利小便，徒竭其津液，益虚其虚，必致阴气大伤，而生危险，俟其津液已充，气血已复，自然一切如常矣。此产后不可妄行利大小便，宜注意者三也。

虽然病有缓急先后，用药当以疾病为标准者也，临时权变，在于医者之随机应化。徐灵胎云：产后有大实症，虽犀角、硝黄，在所不禁。《金匮·产后病脉证》篇亦有用大承气者，仲景于胎前有用桂枝、桃仁、附子者，固不可一概而论。上述三点，不过产后用药之应注意审慎之处，并非一概不可用此种药也，学者须当活看。

（《现代中医》1934 年 4 月）

产后用药要法

计寿乔

一、总论

妇人之病，莫重于产后，因气血大亏，内而七情，外而六气，稍有感触，即足致病，且多疑似之症，毋徒以逐瘀为事。一般庸医，治妇人产后病，以为恶露未尽，多注意于逐瘀，以致变端百出。读《金匮》汉张仲景著书中，有用大黄等峻剂者，非古人立法之不善也，盖以古时禀气之足，或西北地土坚厚，人亦强壮，用之良善。至于吾地体质柔弱，深闺娇养，岂能受此侵克，此看病之不可泥于古也。时人每谓产后不可补，恐其瘀阻，往往用苏木、红花等行瘀为先务，设或血行不止，立见厥脱，急难措手，可不惧哉。丹溪云：产后以大补气血为主，虽有他症，以末治之。王肯堂云：产后用下药者，百无一生。诚哉是言也。

《金匮要略》云：新产妇人有三病，一病痉，二病郁冒，三病大便难。新产血虚多汗出，善中风，故令病痉；亡血复汗，寒多，故令郁冒；亡津液，胃燥，故大便难。《心典》云：血虚汗出，筋脉失养，风入而益其劲，此筋病也；亡阴血虚阳气逆厥，而寒复郁之，则头眩而目瞀，此神病也；胃藏津液而渗灌诸肠，亡津液胃燥，则大肠失其润，而大便难，此液病也。三者不同，其为亡血伤津则一,故产后血虚诸症,由此而类推之,则不致误治矣。

产后诸病,总宜以生化汤为主,随症加味可也。《竹林寺世传秘本》生化汤论云:产后血气暴虚,理当大补,但恶露未尽,用补须知毋滞血,能化又能生,无损无虚,行中带补,方为万全。世以回生丹(大黄、苏木、黑豆、红花、米醋,熬膏,再入行气破血之药而成)下胞胎,攻血块,虽见速效,未免亏损元气,非良剂也,不得已而用之,只可服一丸,以参汤下之,庶无虞耳。夫生化汤以药性功用而立名也,夫产后瘀固当消,新血宜生,若专消则新血不宁,专生则旧血反滞,考药性,芎、归、桃仁善破恶血,骤生新血,佐以炮姜、甘草,引三品入肺、肝,生血理气,五味共方,则行中有补,化中有生,实产后之要药也,加减得宜,是在临证者之善悟可耳。又论产后治法云:夫产后忧惊劳倦,血气暴虚,诸症乘虚易起。如有气,勿专耗散;有食,勿专消导;热,不可用芩、连;寒,不可用桂、附;用寒则血块停结,用热则新血崩流。至若虚中外感,见三阳表症,似可汗也,在产后而用麻黄,则重竭其阳;见三阴里症,似可下也,在产后而用承气,则重亡其阴。耳聋胁痛,乃肝肾恶血之停,休用柴胡(《伤寒论》少阳病,有耳聋、胁痛之证,用柴胡治之)。谵语汗出,乃元弱似邪之症,毋同胃实(《伤寒论》阳明胃实,必谵语,手足濈然汗出)。厥由阳气血衰,无分寒弱,非大补不能回阳而起弱。痉因阴血之亏,不论刚柔,非滋荣不能舒筋而活络。乍寒乍热,发作有期,类疟也,若以疟治,则迁延难愈。神不守舍,言语无伦,似邪也,若以邪论,危亡可待。去血多而大便燥结,苁蓉可加于生化汤中,非润肠承气之为患。汗多而小溲短涩,六君子中重用参、芪,以生津助液;频服,能救垂绝之危,可苏绝谷之人。颓痛脱肛,多是气虚下陷,生化中可参用补中益气。口噤拳挛,乃因血燥类风,加人参于生化中频服。产户入风而痛甚,服宜羌活养荣,玉门寒冷而不闭,洗宜蛇床子、菟丝子、吴茱萸、硫黄。怔忡、惊悸,生化中加定志之品;似邪恍惚,生化中加安神之法。因气而虚烦满闷,加木香为佐,因食而酸嗳恶食,合六君加神曲、麦芽,不可用苏木、蓬莪以破血,不可用枳实、青皮以消胀。血崩血晕之危,汗脱气脱之急,于生化汤中加人参连服。王太仆云:治下补下,制以缓急,缓则道路远而力微,急则气味厚而力重。丹溪云:产后切不可发表。故治产固本,当遵丹溪,服法宜效太仆。

生化汤原方(分两斟酌在临用变通也)　川芎二钱,白当归四钱,炙甘草五分,炒黑干姜四分,单桃仁(去皮尖)十粒。水二盅,陈酒半小杯冲服。

二、各论

(一) 产后血晕

产后血晕,因劳倦去血过多,气竭神昏而晕,不可误认为恶血冲心,投散血之剂,不可误认为痰火郁冒,用消降之方,宜服加味生化汤。

归身三钱,川芎一钱五分,炮姜四分,桃仁(去皮尖)十粒,炙草四分,荆芥炭五分。如汗多,加人参一钱。

(二) 产后厥逆

产后厥逆,因劳伤脾,孤藏不能注于四旁,故是冷而厥气上行。《经》云:阳气衰于下,则为寒厥是也,宜加参生化汤。

加参生化汤　人参一钱,川芎一钱五分,归身四钱,桃仁十粒,炙甘草五分,炮姜五分,橘红(盐水炒)四分。

(三) 产后血崩

产后血崩,如紫色有块,是败血未尽,当用原方生化汤,加泽兰叶一钱五分。如血色鲜红大来,或因惊伤心,怒伤肝,劳伤脾,血则不能主,不能藏,不能统,阴络大伤矣,症甚急,当用升举生化汤。

人参一钱五分,制白术一钱五分,归身(炒焦)二钱,炙黄芪一钱,熟地炭三钱,荆芥炭四分,陈皮(炒)四分,升麻(蜜炙)三分,白芷(炒炭)三分,川芎(盐水炒焦)六分,淡附子二分,炙甘草四分。如汗多,加淮小麦(焙)四钱。

(四) 产后气短似喘

产后气短似喘,因血既暴去,气必上窜,脾失健运,不能上输于肺,所以呼吸短促,言语不相接续,急服加参生化汤、续气养荣汤。若认为痰火,而妄议散气化痰之方,误事多矣。

续气养荣汤　归身四钱,川芎一钱,炙甘草四分,炮姜四分,人参一钱五分,炙黄芪一钱,制白术一钱,熟地炭三钱,陈皮四分(炒)。如烦渴,加麦冬一钱五分,五味子十粒(炒)。如大便闭,加淡苁蓉二钱。伤食,加神曲八分(炒),楂炭一钱,砂仁三分。汗多,加浮小麦四钱(炒)。如手足冷,加淡附子三分。

(五) 产后妄言妄见

产后妄言妄见,由气血两虚,魂魄无依也,不可误认为邪祟,喷以符水,惊以法尺,多致不救。丹溪云:虚病似邪祟,是也。又云:欲泄其邪,当补其虚。宜服安神定志生化汤。

枣仁(炒熟)一钱五分,远志(炒)四分,柏子仁(勿研)一钱五分,麦冬(炒)一钱五分,归身三钱,川芎一钱,桃仁(去皮尖)七粒,炙甘草四分,炮姜炭四分,人参五分,加龙眼肉五个。

(六) 产后防脱

产后去血过多,防血脱,气短如喘,防气脱,汗多妄言妄见,防神脱,虽有血阴气阳之分,而精散魂去之促无异,若非厚药急方,浓煎频服,奚能有救,宜服大补生化汤。

人参一钱五分,熟地四钱,炙黄芪一钱五分,淡附子三分,五味子十粒,制冬术一钱,麦冬一钱五分,白桃仁八粒,归身三钱,川芎八分,炮姜四分,炙甘草三分。

(七) 产后伤食

产后伤食,因形体劳倦,脾胃俱虚,不思食而强与之,胃虽勉受,脾难转运,食停痞满,嗳腐吞酸,必须健脾助胃,加以轻品消导之药,则食化胀平,断不可用峻剂消之,致伤元气,宜服健脾消食生化汤。

归身三钱,川芎一钱,焦白术一钱,焦神曲一钱,焦麦芽一钱,陈皮(炒)五分,炙甘草四分。如伤肉食,加焦山楂一钱,砂仁四分。或以绢包炒熟麸皮,加芒硝少许,揉慰更稳。

(八) 产后痞逆

产后因忿怒气逆,胸痞不舒,宜用木香生化汤。

煨木香二分,归身三钱,川芎一钱,炮姜四分,陈皮(炒)四分。

(九) 产后类疟

产后类疟,寒热往来,应期而发,此元虚而外邪易侵,不可作泛常疟治。

有汗宜用滋荣扶正化邪生化汤,无汗头痛加减养胃汤。

归身三钱,川芎一钱,人参一钱,炙甘草四分,麦冬一钱五分,陈皮(炒)四分,炙黄芪八分,藿香三分,荆芥炭六分,生姜四分。河井水,煎服。

加减养胃汤　当归三钱,川芎一钱二分,藿香梗四分,炙甘草四分,人参一钱,焦白术一钱,茯苓一钱五分,制半夏八分,橘红四分,姜皮二分,酒炒柴胡三分。

(十) 产后外感伤寒

产后七日内外,发头痛恶寒,类太阳症;潮热自汗,大便不通,类阳明症;往来寒热,口苦胁痛,类少阳症;皆由气血两虚,阴阳不和,类外感伤寒。治者慎勿轻产而重伤寒,以麻黄、柴胡等汤治之也。盖产妇血脱之后,而重发汗,虚虚之祸,不可胜言,仲景有云亡血家不可发汗,丹溪云产后切不可发表,古贤立说,皆具至理,即使真感伤寒,生化汤内,芎、姜亦能散邪。且《内经》云:西北之气,散而寒之,东南之气,温而收之。即病同而治亦异,至于产后属虚,无分南北,当于温补中少佐辛散可也,宜祛邪生化汤。

归身三钱,川芎一钱五分,炙甘草四分,炮姜四分,羌活四分,桃仁(去皮尖)十粒,防风四分,葱白七寸。如虚者,加人参五分。

(十一) 产后虚症类实

产后头痛,口燥,咽干而渴,类少阴症;腹满液干,大便实,类太阴症;汗出,谵语,便闭,痉厥,类厥阴症;多由劳倦伤脾,运化稽迟,气血枯竭,肠腑燥涸,乃虚说类实,承气诸汤,断不可施,宜养正通幽汤。

当归四钱,川芎一钱五分,炙甘草四分,陈皮四分,桃仁(去皮尖)十粒,肉苁蓉一钱,麻仁一钱。如汗多,加人参一钱,黄芪一钱。口渴,加人参一钱,麦冬一钱五分。腹满液干,加人参一钱,大腹皮一钱。汗出谵语便闭,加人参一钱,熟枣仁二钱,柏子仁二钱,茯神二钱,远志肉四分,麦冬一钱五分。

(十二) 产后类中风

产后血气暴竭,百骸无以涵濡,卒尔口噤,牙关紧闭,手足挛急,症类中风,不可任用中风剂也。盖冲为血脉之海,血脉空虚,关节不能流利,治当先服生化汤,以生旺新血,如危极,即服滋荣活络汤救之。

熟地三钱,人参一钱,炙黄芪一钱,归身四钱,川芎一钱,茯神一钱五分,天麻(煨)六分,麦冬一钱,荆芥四分,防风四分,羌活三分,陈皮四分,炙甘草四分。如有痰,加制半夏一钱,姜汁一匙,竹沥一匙。有食,加山楂炭一钱五分,焦神曲一钱。大便闭,加柏子仁二钱,苁蓉一钱五分。惊悸,加熟枣仁二钱。言语恍惚,加远志肉(炒)四分,石菖蒲(炒)四分,枣仁(炒)二钱。

(十三) 产后汗出不止

产后汗出不止,亡阳之征也。盖汗为心之液,又肾主五液,血去而心肾大亏,必须急补心肾,益荣卫,而虚血归源,则汗自止,宜补阳益阴生化汤以救之。

人参一钱五分,熟地(炒)三钱,炙黄芪二钱,炙甘草四分,归身三钱,川芎一钱,炮姜四分,煅牡蛎二钱,制白术一钱,桃仁(去皮尖)六粒,浮小麦一撮。如渴,加麦冬一钱五分,五味子十粒。

(十四) 产后津液亏耗

产后舌燥口渴,兼小便不利,由产后失血或汗多津液亏也。治当助脾益肺,调养气血,则津液生而小便自利矣,断不可用芩、连、知、柏以降之,五苓等剂以通之,宜服生津止渴益水散。

炙黄芪一钱五分,人参一钱五分,熟地(炒)三钱,五味子十粒,麦冬二钱,归身三钱,川芎一钱,茯苓一钱五分,生甘草三分,炙升麻三分。

(十五) 产后小便不禁

产后小便不禁,是气血虚不能收摄肾气,宜加味生化汤。

盐水炒益智仁四分,煅牡蛎三钱,北五味十粒,归身二钱,炙黄芪一钱,川芎一钱,桃仁(去皮尖)十粒,炮姜四分,熟地三钱,覆盆子八分,菟丝子(炒)一钱,炙甘草四分。

(十六) 产后泄泻

产后泄泻,非杂症飧泄洞泻水谷下注之比,大率气血虚,易于食积伤湿所致,宜消补兼施,加味参苓生化汤。

白术(土炒)一钱,人参一钱,茯苓二钱,川芎一钱,当归(土炒)二钱,炮姜四分,炙甘草四分,焦神曲五分,焦麦芽八分,广皮四分,泽兰一钱。如有寒,加生姜一片,大枣二枚。如热,去炮姜,加金石斛三钱。如痛,加煨木香四分。如至五更而甚者,加煨肉果四分。

(十七) 产后脾败胃弱

产后完谷不化,因劳倦伤脾,而转输稽迟也,又有饮食太过,脾胃受伤,当血块未散之时,患此脾败胃弱之症。宜先服香砂生化汤,继服加味参苓白术散,乃可无虞。

香砂生化汤　砂仁(炒,研)三分,益智仁(炒)三分,归身(土炒焦)三分,川芎一钱,炙甘草四钱,炮姜炭四分,泽兰一钱五分,焦锅巴五钱。

加味参苓白术散　人参一钱,白术(土炒)一钱五分,茯苓二钱,归身(土炒)三钱,川芎一钱,炮姜四分,炙甘草四分,益智仁(炒)三分,泽兰一钱五分,白芍药(酒炒炭)八分,广皮(炒)四分,煨木香二分。

(《现代中医》1935 年 6 月)

说　产　后

许公岩[①]

妇人之疾,较男子繁难者,厥为经水胎产而已。然经水之行,为妊娠而设,女子二七而天癸至,依自然之机构,经以时下,迨室家既成,停经受孕,虽为生理上之变动,然其来也徐,其至也渐,非若骤感剧烈之不适者,故于健康上亦无若何影响耳。迩者,社会进化,生活日趋淫靡,恣情声色,以致身心精神,两受损伤,平时于一己之营养,即已差堪自持,一俟十月临产,经大量失

<hr>

① 许公岩(1903—1994):河南开封人。18 岁开始行医,先后在开封、洛阳、西安等地行医,1948 年来京开诊。1952 年任教于北京中医进修学校,1956 年到北京中医医院工作,1990 年被确定为全国老中医药专家学术经验继承工作指导老师。撰有《湿证论治》《呼吸病的中医辨证论治》等多篇论文。

血之余,所谓产褥诸疾,鲜不频至沓来,安危瞬转,死生顿判,似此生机绝续之际,未有不诉诸医药者矣,良可慨夫。

青主先生乘丹溪之论,取气血之变补,效太仆之法,投重剂而频服,依厥阴所至之义,制生化汤,通消和补,以理产后百病。方用当归八钱为君,川芎三钱为臣,桃仁十四粒为佐,黑姜、甘草各五分为使,寥寥数味,极尽症治之能事。按当归味苦性温,含有大量之蔗糖,入血能加速其气化,可增进细胞之代谢作用,助血压之增高,诱卵巢之充血,舒肝益营,为厥阴之要药。川芎味辛而温,含挥发油质,功能润燥化结,入血而开血郁,搜风而升阳气,助当归于理血之中而兼疏解卫气。桃仁苦甘性平,苦泄滞,甘益脾,入厥阴血分,泄而不峻,益而不腻,夫瘀生新,为润燥之良品,亦肝经之要药。黑姜味苦性温,气辛无毒,疗脾胃之虚弱,守而不走,能引血药以入气分,兼补元阳,以热因热用之义,用退血虚之作烧。甘草炙用性温,安胃和中,助姜培土,使脾胃之健运得复。

大抵新产初能,血室空虚,骤撄剧创,体工应变实难,脾胃虚怯,荣卫疲惫,加之恶露必行,子宫待理,虽非病征,要亦诸端万绪。即身躯素健,恐亦不易平复,况孱弱者乎。而恶露之排泄,尤关重要,盖胎儿既下,生殖器官即继续有液体流出,此液体乃系各部之分泌物混合而成,其主因则以腔内所营之胎产工作既歇,其黏膜残片之脱落,局部消毁之血球,高热化解之脓球、腔上皮、脂肪小球,以及希郁来斯台阿林等废物,必立即排除,俾免其发炎脓化,而扰及新创,此际气血并全力以经营,则必见征调冲激之状,腹内必有剧烈之痛觉,乃自然祛毒之见象也。初则混血颇多,名血性恶露,色呈暗赤,为气血充集之故,创而未平,血管易于破裂,致新血并流。次曰浆液性恶露,混血较少,色泽亦淡。再次曰白色恶露,体渐平复,血已归经,不复随之而下矣。如是淋漓连绵,须达六周,方始净尽。设中途病变,体力不给者,尤易衍期,时长任重,莫此为甚,惟药助则可缩短其历程耳。此青主先生生化汤之立意也。重取当归之补血,俾其加速氧化,能使新血续生而补还损失,则荣卫复其充沛,且得自然之疗能,其有助于体力者,实较一般丸散高出万倍也。故近年以来,虽僻壤陋肆,于生化汤则咸能方药齐备,即农夫村妪,亦莫不洞悉为产后要药，设遇新产，率以已否服饮生化汤相询，克邀众信，岂偶然哉。今则间有一二医者，以药性单纯，用量过重，桃仁力峻为虑，而妄加菲薄，复历举个人偾事诸案，引作佐证，讵知成方加减，古昭明训，依症而投，矩钱方克吻合。

　　生化一方，原为产后无病而设，若其人或一经遍胜，或一藏独伤，虽亦新产，则见势难同，必详察所苦，对症施疗。青主先生原列各例，眉目井然。如块结加三棱、元胡、肉桂，血晕痉厥加人参、荆芥，血崩加荆芥、乌梅、蒲黄，谵妄加益智、人参、柏子、茯神、陈皮，伤食加白术，伤寒加防风，类痉去桃仁、黑姜，忿怒停食去桃仁等，病症千变，仍基一方，则一二味之加减，反复为用。惟当归之量，各方则无一同耳。学者究心先觉症治之要，应手于得心之后，庶免削试之讥。古人有言"用古方治今病，犹拆旧房建新屋"，医者宜三复斯言！

（《现代中医》1937 年 5 月）

产后宜服生化汤义

史慎之

　　生化汤者，因药性之功而立名也，盖产后化旧生新为要。考方中诸药，川芎、当归、桃仁三味，能善破旧血，骤生新血。佐以姜炭、炙甘，引三味入于肺、肝，生血理气，方仅五味，行中有补，化中有生，实产后之胜药也。或谓产后血气大虚，理宜大补，然恶露未尽，用补须防滞血，故必生之，而且化之。攻血块勿伤元气，斯方为万全，治无一失。世以四物汤治产后诸症，地黄滋腻，白芍酸寒，总不若生化汤之妙。然须加减用之，兹将加减治法略述于下。

　　产后未服生化汤，至六七日块痛犹未除，仍用本方加元胡、益母草服之，自然块消痛止。不可于虚而加参、芪、白术，恐补住瘀血，祸不可言。

　　产后块痛虽未除，其产妇气血虚弱，或崩或厥，或汗多，或形色脱去，口气渐冷，气喘短促，宜本方权加参、芪以扶危急。

产后八九日大便不通，由血虚肠燥，宜本方加麻仁三钱，苁蓉三钱。

产后七日内，或伤寒冷，血块凝结痛甚，宜本方加肉桂五分，元胡一钱。或食冷物，连心腹痛者，再加吴茱萸七分。

产后如遇暑月，畏热贪凉，失盖衣被，风邪乘虚而入，虽用生化汤，恐块痛不能止，宜加肉桂四分，五灵脂一钱。

潜斋王氏曰：凡产后世俗多尚生化汤，是以一定之死方，疗万人之活病。体寒者固为妙法，若血热之人，或兼感温热之气，而一概投之，骤则变证蜂起，缓则蓐损渐成。人但知产后之常有，而不知半由生化汤之厉阶。铭按吾绍诸家，不论膏粱□霍，产后无一不服生化汤，亦不见大害。王氏之言，未免过甚。惟阴虚体质，值天令炎热，宜加斟酌。故谓产后一概宜服生化汤，吾不敢知，谓产后一概不宜服生化汤，吾亦不敢信。总之，量体裁衣，因病施药，神明变化，存乎其人，不但生化汤为然也。

（《绍兴医药学报》1909 年 1 月）

产 后 一 得

张鉴渠

丹溪云："产后必大补气血，虽有杂症，以末治之。"其意只是调和气血为本，他症仅从末治，非置之不顾耳。乃后人谓其说理欠精，多有非之者，不知妇人之于产后，正如漏舟之航大海，一举一动，在在堪虞，斯时而不设法弥补，其不至偾事者几希。

余治产后症，法本丹溪，方从傅青主先生《产后后编》中化裁用之，鲜有不效者。盖以产后用药重在去瘀生新，去瘀生新之方首推生化汤。生化汤之变化入神，惟傅先生能尽之，然先生之方，稍知医理者，尽能知之，亦尽能用之，而或者用之有效，或者用之无效。人知先生之方，而先生之正法眼藏，人所不知也。余推先生之意，似谓妇人平时有余于血，不足于气，一至产后则血液骤耗，向之气不足者，即变为有余矣。夫气阳也，血阴也，斯时不急补阴血以配阳气,则阴阳有偏胜之弊,鲜有不蹈仲景所谓痉厥、郁冒、大便难等症者。然补血而不择辛滑者用之,则恶露有停滞之虞,所以生化方中必重用补而不滞之归、芎,以温养血液(今人都用一钱或二钱,乃是车薪杯水,鲜克有济,故先生有用两余者)。使新血充养则瘀血自去,犹之河中水满,潴秽自易排泄。更有桃仁滑利通瘀,黑姜引血归经,炙草协和诸药,相济并行,自属奏功易易。而犹宜日服数剂,以厚药力(斯旨包衡村妇科秘书亦言之)。盖当此血液成分骤减之际,非重用多服,新血未必骤生,瘀血亦难出路,杂症更难图治。所以平素气虚之妇,产后虽有气虚见症,亦只于生化方中兼用参、术,而归、芎未尝少离(偶有用独参、四君辈者,乃从权之变法)。又如血晕昏厥、食滞、泄泻、类痉、类症、怔忡等一切杂症,错综变化,刻刻以养血为本,兼理杂症为标,从未有治标而忘其本者。以视今日惯用蓬棱、苏木、枳、朴、槟榔辈,以为去瘀之能事者,得失为何如耶? 余自悟得此旨以来,治产后症颇有逢源之妙,质之同道,未卜何如。至于产后痧痘、温热等症,傅先生并未道及,须于温热门中博考而施,惟顾护气血,则更刻不容缓也。

（《中医杂志》1925 年 6 月）

产后不宜服生化汤论

沈仲圭

产妇分娩后,世俗都服生化汤,云可去瘀生新,不致变生他症。病家奉为科律,医士目为固然,孰知大乖学理也,请申论之。

胎儿在母体内,专赖母血以长成,此人所共认也。此种营养胎儿之血液,系由附着子宫壁之胎盘(即胞衣),经脐带输入儿体,亦人所共喻也。洎乎十月满足,呱呱坠地,胎盘无用,遂与子宫脱离,其与子宫壁粘结之所,血管断裂,顿成巨创,血液汩汩向产门流出,是即世人所谓恶露也。夫子宫既生巨创,自必亟进止血之剂,以促血管之收缩,方符治疗之正轨,矧恶露之名,至为不称,试思临盆所下之血,即胎前营养胎儿者,同为产妇心脏喷出之鲜血,若以显微镜窥之,并无细菌存在,所谓恶者,果安在哉。是以血液少下一分,即血量少耗一分,而产妇衰弱减少一分,此理至明,人所共晓,今不事止涩,反频啜生化汤以攻血外出,是犹人当饥饿之际,不许进餐,强令工作,世间悖理之事,宁有过于此耶。或曰:生化汤既不宜服,亦有代用品乎?曰:西法于产后,辄用麦角流膏,或内服,或注射,盖麦角性主收敛也。余查阿胶一物,本草称其滋肾补阴,止血去瘀,以之代用,洵至相宜,幸子广为传布焉。

(《中医杂志》1927 年 6 月)

对于沈仲圭君产后不宜服生化汤之商榷

许勤勋

医以实验为主体,而以学说为佐证,纵说理之津津,不如实效之有味,此说良有以也,故医之疗病,非三指禅悟,经验有素,靡有不偾事而败坏社会人士之信仰者,吾不信也。彼西医学说,虽云新奇,然考其治疗经过,不能相符,所以一般社会,否认者有之,反对者有之。余虽初涉医学,然经此考察,亦未始不可引为借鉴者。

沈仲圭君《产后不宜服生化汤论》(见《中医杂志》第二十三期)引西医学说,备言产后服生化汤之非法,宜参用西法麦角流膏,或内服,或注射,于中法则赞成用阿胶。谓可……不佞对于产后恶露,其病理亦尝详究矣,特每恨中西之学说和治疗不能沟通而隔阂也。据西医之诊断,诚如沈君所言,不宜攻散,宜用止涩。据中医之经验,谓生化汤确能治产后恶露之病。其故安在?孰知西医对于产后少腹阵痛,谓有胎衣内留,亦尝用攻剂矣,其与中医之治恶露,亦必以少腹阵痛为用生化汤之的据,诚所谓不谋而同者。不过彼曰胎衣,此曰恶露而已,且胎衣不下,上冲昏冒或晕厥者,中医往常重则花蕊石散,轻则用生化汤以治之,是中西医之治疗上亦无稍差池。所谛审者产后无少腹阵痛,禁用生化(产后恶露稀少或行一二日而完净者,但少腹不痛即无瘀留之征,亦有服药而反罹其害者,不可不知)。非谓少腹阵痛,而禁用生化之谓也。

考生化汤方药,系用归、芎、桃仁、炮姜、甘草之属。但原方不宜呆用,宜参究时令之寒燠,人体之虚实,兼证之出入,而增损治之。惟芎、归乃本方之主药,不可除去(用量:当归四钱,川芎二钱)。而桃仁、红花亦为要药(用量:桃仁十四粒,红花八分)。此外佐香附、陈皮以行气滞,谷芽、枳壳以消积滞(按产后脾胃虚弱,容易食滞,方中加生、熟谷芽各二钱,枳壳八分,和中消积,极有灵效)。倘因瘀热未行,兼见郁冒者,桑、丹、甘、菊、茺蔚子、穞豆衣、金竹茹等,概可选用。即在严冬临产,或的系血寒气滞之人,炮姜、肉桂之温通,正对证之药,亦何所忌,但不可投于阴血亏耗之人耳。其间有白物下渗者,加茯苓、丝通草之淡渗,以渗泄之可也(以上方药用量,以及增损诸法,均系管见阅历经验)。

总之,产后无少腹阵痛者,毋须服生化汤,无白物下渗者,亦毋须加入淡渗之药。大抵红白液体,同为子宫内面及自颈管腔部等不良之分泌物,儿之在胚胎也。原为营养之资料,及其产也,并前此胎儿之排泄,一皆混于血液之中,倾向产门而下,所以觉得臭秽,名为恶露,不亦宜乎。西医以镜下检之,谓有皮细胞、赤血球、白血球菌类,夫赤、白血球内既含有菌类,其为非营养之血液,可断言矣。不过中医不曰赤、白菌,而曰恶露,曰白物,实相吻合,无异点也。质之沈君以为然否。

(《医界春秋》1928 年 9 月)

生化汤用于产后的药理

许　士

一、绪论

曩于医学杂志上,见有发表"产后不宜服用生化汤"之学说多篇,私心窃以为未然。及读各著者所持理由,俱系惑于新说,而未加以细心考究本方之药理者也。近者本刊复有邹文凯君之《产后服生化汤的商榷》及罗燮元君之《产后服生化汤之再商榷》二文,亟伏读之,不禁又兴感喟矣。盖医之为学,必明生理、病理、药理,然后始可称曰治疗。若欲以一知半解,而又不明各方面之症状情势,与其疗治之结果,懵然为文以驳,少有不自相矛盾者。甚有引欧洲医学治疗之方法,而反斥旧说为妄,则失之又愈远。吾侪须知古人之处方,其配合之妙,浅学多不能解。惟其说理则颇多有错误者,依今日之眼光观察,则必审此方治疗之结果如何,然后参以近世之生理、病理,而测药效之本能。夫如是,学术始有进步之希望,国医始有发皇之一日,此则吾人今日所应认之目标者也。

二、胎生简述

凡妇人自受孕后,子宫因受生理上之种种变化,遂逐渐扩大。俟至十月胎满,子宫乃起阵痛之收缩,而胎儿产出矣。胎盘者,乃为胎儿与母体作营养物交换之媒介,一壁附着于子宫,迨胎儿产出时,此胎盘乃在子宫中成为无用之障碍物,故必去之,于是子宫乃再起收缩之刺激,胎盘遂脱落焉。斯时也,此胎盘附着子宫壁处之血管,因胎盘脱落之关系而破裂,乃有继续之出血,所谓恶露是也。据西方产科家之规定,产后第一日之恶露则纯为血液,乃由胎盘蜕脱之血管中渗漏而出者,曰血性恶露。自第三日起,其色鲜红,有如血水,曰浆液性恶露。血管至此,乃渐告收闭矣,是故此所谓恶露者,为生理上所应有之条件,非病理上事也。虽然,此必有之恶露,若因子宫壁之收缩弛缓,难以排出而潴留于子宫之时间太久时,则可诱起子宫壁之续发性炎,而起产褥病,此则不可不知者也。

三、生化汤之成分

生化汤者,为当归、川芎、姜炭、炙草、桃仁等药所配合者也。原方以当归之分量为最重,而姜炭、桃仁为最轻。当归为补血调经圣药,兼有止痛作用。川芎性味辛温,其成分有刺激延髓内之运动中枢、呼吸中枢及脊髓内之反射中枢,用大量时有麻醉性,用适量时则有苏生作用。甘草为缓和药。姜之作用,在于黏膜呈刺激至强,若内服能令胃中生有温感,据日本医家之研究,谓多服有促进消化之功。桃仁为去瘀药,兼有杀菌性之药物者也。

四、生化汤用于产后之作用

是故,当产妇新产之时,血液因流出太多而致全身感觉贫血之候,则生化汤用为补虚主药之当归,诚为对证疗法。川芎能兴奋中枢神经以调节血行,使脑部不得有贫血之处,并有刺激子宫之收缩。姜于肠骨黏膜有刺激作用,使其营消化与吸收之机能不致衰弱。一方因或全身之血液不足,恐其刺激过甚,惹起肠胃之发炎,故炙之成炭,所以杀其辛烈之刺激性也。炙草者,甘草和蜜之药是也,此药则所以调剂体内各黏膜之湿润,而利其机能,其药理盖即所以预防各黏膜因血液失其定量而起紧实性之发炎也。桃仁则去瘀,所谓瘀者,非恶露之谓,因子宫壁破裂血管收缩之后,恐防有血栓作祟,或局部充血,而惹子宫之续发性炎所致之产褥病,故必用桃仁以攻瘀。由此观之,生化汤之用于产后者,刺激子宫收缩兼有补益消炎之妙剂也。昧者不察,视桃仁为猛虎,畏姜、芎若蛇蝎,竟欲以西药之麦角用为产后神剂,抑何不思之甚耶。

(《自强医学月刊》1931 年 7 月)

生化汤用于产后的药理(续)

许　士

一、辟生化汤能致血晕之谬说

血晕者,因产妇分娩之后,突然失知觉而不知人事之病状。所以然者,因脑部成急性贫血所致也,古人因不明脑之作用,故有瘀血攻心之说,此其理论之错误,已不能为古人讳,然人颇有进化,吾人所当曲谅古人者也。考血晕之病原,多起于平素气血(气指神经),衰弱及多产之妇人,或难产出血太多所致,若谓因服生化汤即能致血晕者,不佞则未目睹,亦未耳闻。而生化汤之成分与药理,确无致子宫大出血而促其血晕,可断言也。乃者竟有倡产后子宫血管之破裂,方且不能缩合之为患,遑用桃仁以攻血,不亦促其出血而造成脑贫血乎?虽然生化汤中用为攻瘀之桃仁,其分量为极轻,且吾国药物之治病,全在配合上之作用，若惶惶于本方桃仁之攻血，认为非产后所宜，而又不明其他之药物配合如何，则可知其人于古方无深切之认识，于国医之医学，亦未有相当之信仰与研究。换言之，盖惑于欧洲医学之对证疗法是已。

读者非知生理之血液有凝固性乎？然血管运动神经对于收缩血管之作用，有特殊效力。今因怀妊十月之故，局部之血管扩张过甚，复因产后失血过多，神经之衰弱已不待言。故产后子宫壁破裂之血管，一时难以愈合。于是古人乃处生化汤。以川芎之刺激中枢神经，使其起反射作用而子宫收缩，当归之补益其血液，姜炭之助消化，而以炙草缓和其急迫，区区轻量之桃仁，决不能阻此收缩之血管而大出血，以惹起脑贫血而促其血晕，至可信也。汤本求真曰：产后恶露如排泄不全者，则可致各种瘀血为患之疾病。因此恶露为妊娠期中所生之瘀血（按此语有可商之处），分娩后有自然排出之倾向，设或因良能作用之不及，或由于人工之抑制，沉着腹内，不得排除，致为各种疾病之渊源云云。遵汤本氏之说，则桃仁攻瘀之用于产后，实有可能之范围。彼之视桃仁为非产后所宜者，盍一读汤本之说乎。

抑不佞尚有言者，凡怀疑桃仁之攻血，必产妇服生化汤后，其子宫有大出血之见证，乃致产妇脑部感觉贫血而血晕。惟亦须得之多数病案为比例，始可认桃仁之攻瘀，确非产后所宜服，否则恐尚有其他问题，然以药理言之，决不尔也。邹文凯君曰……或许有人要说，产后用生化汤，是因为常有瘀血流出，这就是用桃仁、红花的标准，殊不知产后新虚，补之不暇，安有用行血破血之药，而患虚虚之戒呢。就其所谓瘀，虽不尽如上面之所言，亦或因有大出血之后，渊停于子宫之内，过时稍久，疑成血块，此种血块无须担心云云（按：此种血块，确有担心之必要，否则血晕之症，可随之俱来，所以然者，出血过甚故也）。读者须知产后有此种血块者，系因子宫之收缩弛缓，同时子宫壁破裂之血管，亦失其收缩之自动力所致。惟其如此，古人乃亦处以生化汤，而名曰去瘀生新，以示生化汤用于产后之适应，其实真确之药理，盖刺激子宫之收缩，以免其出血过甚而血晕也。然本方应用于此种症状，则攻瘀之桃仁，又必增加其分量，始为有功，所以然之故，因子宫收缩弛缓，出血过甚，血管后至之血液，致因此而大量奔出，今突然予以刺激子宫收缩之剂（生化汤），则血管后至之血液,亦因此而致归流与溢出之缓慢,遂可使局部瘀血之为患(按:子宫收缩弛缓致局部之血管依然扩张,故有大出血,而尤以收缩弛缓,致排瘀之机能薄弱,使流出之血液潴留而成血块。今子宫受生化汤成分之刺激,故不得不收缩,而破裂之血管,当亦收缩可知。惟血管后至之血液,则因此致溢出与归流之缓慢而充血,古人所谓瘀血,即指此也)。故必用桃仁以攻瘀,而免局部充血之甚,以惹起产褥病。然则桃仁之去瘀云者,即有促进局部血液循环之谓也,故增加其分量而无害。凡此种种,顾非临床多学识富之医士,勿能悟之。唐君景韩曰:妇人产后,多用生化汤以事祛瘀,其实非真行血,乃收缩子宫弛缓,恢复常态。寥寥数语,可谓能究古人处方本意矣。

二、生化汤之适应证与其分量之加减

生化汤为关于温剂之药物,若产妇素有宿疾,或其他之缓性疾患尚未治愈时,则本方应用于产后,有加减其分量与其配合之必要。爰录如下,卑可按证施治,不致误服而偾事焉。

凡产妇属于强壮之体,无其他宿疾者,则本方可减半其分量,于产后十日内,可予服三四剂,以助其子宫之收缩及排除恶露之机能。

凡产妇属于虚弱之体者,或产妇恶露甚多,精神疲倦者,则照原方分量,每日予服一剂,或有加参之可能。

产后如腹痛过甚,恶露不多者,或恶露排出甚多而成块者,无论强弱之体,必增加本方桃仁之分量,或其他通经药,如益母草、红花等以排瘀。

如产妇虚弱已甚,则除加参外,而本方川芎之分量,必须减轻。因川芎为刺激中枢神经之药,产后因神经骤减血液为之濡润,易起虚性兴奋,故恐惹其不眠而诱起其他疾患是也。

凡产妇生产在十日以后,其恶露仍排泄甚多者,则予服本方外,可再加止血药以止血,如阿胶、海螵蛸等。

至其他产后之疾患,则属于产褥病,此非临床医者,无以应付,而亦非本篇所当讨论者。或将本方任意予服,惹起某种机能之亢盛为患,此则属于无医药常识所致,固非生化汤之咎也。

三、生化汤原方之分量

当归八钱,川芎三钱,桃仁十粒,姜炭五分,炙草五分。

（《自强医学月刊》1931 年 8 月）

论生化汤与产后应用诸方剂

罗燮元[①]

上篇　生化汤运用之标准

世俗滥用生化汤,泛治产后恶露,大都利少而害多,故近世诸贤,多有议其非者。余谓生化汤本属有用,其偾事者,非立方之过,乃方下附注不明,使不知者盲从滥用之过也。何则？试观其注曰："治产下,即服一二剂,可免后患。及产后儿枕痛,并恶露不行、腹痛等症。"夫以此治儿枕疼痛各症,其法诚是也,但所注不先曰："治产后恶露不行,儿枕疼痛。"而先曰："产下即服一二剂,可免后患。"反将恶露不行之适应证,作为副笔,措辞之谬已甚矣！盖药所以治病,有是病,始用是药,乃能无害,苟无是病而用是药,虽以参、苓之冲和,亦为砒毒,何况生化汤有川芎之辛窜,炮姜之热烈,桃仁之苦泄破血,而谓产下不问寒热,有无瘀滞,任投一二剂,即能百病消除而无后患者,天下宁有是理耶！夫此中谬点,显而易见,无奈我国人民,素乏医学常识,但见《达生篇》所言保胎临产诸法,语意诚实,而且娓娓动听,遂信其书而并信其方,不加以正确之观察,不知以何症为标准,何症为适应,惟盲信其当头两句,遂谓生化汤有生新化瘀之功,凡产后无论老幼,不问寒热虚实,均可与服。父以是传之子,姑以是传之媳,师以是传之弟,相沿成俗,风靡全国,至今不衰；而冥冥之中,其隐受祸者,不知凡几,岂非由方下附注不明之过耶！是故近贤沈仲圭有产后不宜生化汤之论,石芾南[②]有新生化汤之增,季廷拭有生化汤之议（均见《上海中医杂志》

---

① 罗燮元：重庆江津人,抗日战争时期由湖南长沙迁来白沙。长于内科,兼治妇、儿科。
② 石芾南(1821—1861)：字寿棠,又字湛棠,江苏涟水人。其家七世事医,著《医原》二十篇。

廿三、十二、十四等期），盖思有以补其偏而救其弊，非苟论也。然则生化汤果不可用耶？余曰：否。夫泛用生化汤以治产后诸症，固属非是，而谓产后尽不可用生化汤，亦非持平。盖一方之用，均有其主要标准，苟适其用，虽与砒鸩皆是救人之药，不观《金匮》治产后同一腹痛症，而用下瘀血汤，不嫌其峻；当归生姜羊肉汤，不惧其热；当归建中汤，不畏其补。识得此理，则丹溪之主补血，子和之主攻瘀，俱为可用之法，惟在用之者辨明其主要之症候耳。今生化汤风行海内，而结果得不偿失者，正坐其不得主症，不明标准，致令等于毒剂，岂不冤哉。是以不揣固陋，爰将生化汤主要证候标准，显然揭出，使人人共知产后何症宜服，何症忌服，则生化汤之功效，可以大白于天下矣。

（一）宜服生化汤之标准

凡产后一二日或三四日，尚下稠液黏污，或恶露不行，当脐少腹凝结成块，或如覆杯，少腹上下绞痛，或时痛，或时不痛，有形可征，按之愈甚，或得热熨之稍退，其小便不黄，不赤，不短少，舌苔不黄，不燥裂，或兼白滑润腻，身不发热，不大汗，或面色青黯，口不大渴，不饮冷，乃为是方主要证候，以此为标准，而服生化汤，则可有利而无害也。

（二）不宜服生化汤之标准

凡产妇气血甚虚，时时自汗，头晕目眩，恶露虽有，但来时稀淡，少腹不疼，即疼按之可止，或恶露日久不断，时时淋沥，此宜补气益血。或阳体之妇，肝阳多亢，虽恶露不行，少腹绞痛，而小便黄赤，大便秘结，舌苔黄燥，烦渴饮冷，是子宫发炎，已波及于脾胃，宜即清湿热，通便逐瘀，轻则石氏生化汤（见下），重则《金匮》下瘀血汤。更或外感风热，头痛畏风，甚或恶寒无汗，鼻塞流涕，舌苔或白或黄，小便或赤或短，虽恶寒未尽，此宜清表散瘀，轻则华佗愈风散，重则银翘散，合旋覆花汤，冲失笑散。更有外感风寒，内停饮食，无汗身痛，胸膈痞满，少腹绞痛，恶露未行，苔白滑泽，二便如常，宜温经散寒，《幼幼集成》熟料五积散。抑或胎前染病，产后阴伤，午后潮热，自汗口燥，时吐胶痰，或苔绛紫赤，此为产蓐热伤及血液，专宜生津益血。凡此诸症，均与生化汤无关。而尤要者，无论虚实，但见大便溏泻，胸膈痞满，及别有他状，均不宜服。此尤当谨戒者也。

下篇　产后应用之诸方剂

(一) 校正生化汤

全当归五钱,川芎一钱至二钱,桃仁二钱至三钱,炮姜二钱至三钱,炙草一钱至二钱。

上药用水煎服,或加热童便一盏,老酒半盏,冲服,病退即止。气滞加枳实芍药散,即枳实、白芍二味各等分,烧灰存性,冲服三钱,或加青皮二钱,香附二钱,不问寒暑天,只要照上篇舌苔便溲查对。如果寒甚,宜加肉桂一钱或二钱。血瘀甚者,加玄胡二钱或灵脂、蒲黄各二钱。如过食肥甘,滞于肠胃,加楂炭三钱,冲服,此名独圣散,既可去食,又可消瘀,可谓一举两得。如血晕口噤,或中风反张瘛疭,宜加炒荆芥、黑豆炒酒冲服。其他湿热外感,气血俱虚自汗等症,宜请医士斟酌,不可泛用此方加减,慎之。

燮元按:此系余将生化汤原方校正者。

(二) 石氏新生化汤(石芾南定,见《上海中医杂志》十二期)

全当归二三钱,益母草四五钱,丹参三四钱,老桃仁五七粒,益元散二三钱。荷叶(包煎),临服冲生藕汁、清白童便各一杯。

此方与生化汤一热一寒相对,辨症用之,无偏激之弊。

按沈仲圭先生曰:"此方鉴于原方当归、川芎、桃仁、姜炭、炙草之温升,不宜于阴虚而作。"盖生化汤原治恶露之阻滞,其因有寒有热,更有恶露本少者,若以一方统治之,宁不肇祸?此石氏所以别定一方,以治阴虚火旺之质也。

余方如华佗愈风散、下瘀血汤、当归羊肉汤、当归建中汤,见于《金匮》诸书,不赘。

(三) 清瘀解表汤(燮元新订)

银花四钱,连翘四钱,桔梗二钱,淡豉二三钱,炒荆芥一二钱,苏薄荷一二钱,茜草二钱,大力一二钱,竹叶三钱,粉草一钱,覆花二钱,葱白四根,失笑散末二钱(即灵脂、蒲黄各等分)。芦根用水煎三开取起,临时兑清白童便,热服取微汗。

燮元按:有一种阳亢阴亏之体,产后恶露不行,少腹滞痛,又外感风热,溲赤苔白,或舌赤黄,头痛畏风,鼻塞流涕,微汗,或无汗,恶寒表热,既不宜麻、桂之辛温发汗,又不宜姜、桃之热烈逐瘀,余尝拟此方每多获效。此即银翘散,合旋覆花汤、失笑散三方而成,其意以银翘散之辛凉解表,佐以葱、豉之辛温通阳,复以芥、荷驱其风,竹、芦清其热,大力舒经,甘草和中,其瘀血凝滞者,用旋覆、茜草疏肝以去滞,蒲黄、灵脂入胞以逐血,更以童便之咸寒润降,引入胞宫,虽有葱白、芥、荷之辛散亦不致伤阴为患也,故定名为清瘀解表汤。如腹疼气滞,不妨加青皮二钱,川楝四枚,玄胡二钱。血滞甚者,宜加桃仁二钱。汗多者,去荆芥、淡豉,加白芍二钱以护阴。阴虚舌赤、瘀滞腹疼,宜加丹参四钱,赤芍三钱,益母草三钱。咳,加杏仁三钱,桑叶三钱。目赤泪热头晕,加桑叶、菊花各二钱,炒栀子二钱,茺蔚三钱。瘀血稀少,肚腹不疼,去失笑散。口苦苔黄,加黄芩二钱。呕苦吐酸,加左金丸二钱,姜半夏二钱,竹茹三钱。过食肥甘,停于肠胃,嗳腐吐酸,宜加独圣散,即山楂炭,红糖炒焦,同上冲服。

(四)熟料五积散(此方见《幼幼集成》陈飞霞传)

香白芷(不炒)一钱,上青桂(不炒)一钱,川厚朴一钱,茅桔梗一钱,陈桔壳一钱,白云苓一钱,炒苍术一钱,杭白芍一钱,法半夏一钱,黑炮姜一钱,广陈皮一钱,全当归一钱。虚,加人参、炙甘草各一钱。

上药除白芷、肉桂在外,不炒,余药合为一剂,用好醋小半杯,净水一杯,与醋和均,将药润湿,入锅内炒至黄色为度,取起拼在地上,去火毒,候冷,入白芷、肉桂在内,生姜三片,红枣三枚,净水二碗,煎至一碗,热服。此方至平至隐,见效之后,依前服之,不拘剂数,以愈为度。惟产后大汗泄泻,或虚脱之症忌之(余按渴饮喜冷,苔黄、溲赤,亦不宜服)。盖此方但能去病,不能补虚,虚证则另请明医诊治可也。

燮元按:此方传者陈飞霞曰"此方专治妇人产后,外感内伤,瘀血不行,痰凝气滞,头疼身痛,恶寒发热,心腹疼痛,寒热往来,似疟非疟,小腹胀满,伤风咳嗽,呕吐痰水,不思饮食,胸紧气急,手足搐搦,状类中风,四肢酸疼,浑身麻痹"云云。此与余所订清瘀解表汤有一寒一热,一虚一实之对待,故录之。所谓五积者,谓寒积、血积、气积、痰积、食积也;熟料者,因药品多数均经醋炒也。

（五）芎归胶汤

正川芎一钱,炙甘草二钱,东阿胶二钱,全当归三钱,陈艾叶三钱,杭白芍四钱,干地黄六钱。上七味,以水合煮,取起,先将阿胶用酒蒸化,入此汤内,冲匀,温服一盏,日三服,不差更作。

按此方据日本汤本求真氏注曰:"恶露之色浅淡者,为脱血之候,用此以止血。"

（六）桂苓黄汤(即《金匮》桂枝茯苓丸加大黄)

桂枝、桃仁、丹皮、白芍、大黄各等分,用水煎服,以和为度。

《类聚方广义》桂枝茯苓丸条云:"治经水不调,时时头痛,腹中拘挛,或手足麻痹者,或每至经期,头重眩晕,腹中及腰脚疼痛者。"(下略)

按汤本求真氏以此方加大黄,治产后瘀血污浊,可补生化汤之不及,故摘录之。

（《现代中医》1937 年 5 月）

产后不可用白芍辨

孙延绮

昔朱震亨,字丹溪,谓:妇人产后,万不可用白芍也,恐用白芍,伐生生之气耳。而抑知大谬不然者,惟视其产后,有虚寒、虚热之不同,万不可一例而视也。若系虚寒,固不必敛阴,虽非产后,必不可与,况其置产后乎! 若系虚热,则最宜收阴,即在产后,适可与也,况其非产后乎!《本经》载芍药着花,则逢春末夏初之际,禀厥阴风木之资体,得少阴君火之气化,火曰炎上,炎上作苦,故得气平味苦也。至若后世,妄改酸字,是其伪为者也。考其主治,邪气腹痛,血痹坚积,寒热疝瘕,通利小便,敛阴止痛,痢疾热泻,生血益气,岂犹有戕伐生气之理乎? 噫! 世人不善读书者,良法忘其所以然。故遵乎古,未免泥乎古,取乎法,恐至拘乎法。倘逢吃紧语,未必铭诸心,若在偏谬处,恒多厝诸念。此等恶习,最以语尽大事耳,良可悲矣,良可慨矣。昔仲师之疗病制剂,其用药品之多寡,只在临时加减,为之变通也。其立小建中汤,补诸虚百损,以芍药为君,是其可用者也。其治桂枝汤去芍药法,治小青龙去芍药法,以芍药无富,是其不可用者也。若以产后,有虚寒、虚热别之,极有斟酌得当之机也,甚勿执迷不悟,徒拘朱丹溪之一说,是谓辨之宜早辨也。

(《沈阳医学杂志》1926 年 10 月)

产后忌用芍药之纠谬

叶 蓁

吾国医药自黄帝迄今已数千载,代有发明,尚实验不作空谈。降至宋元医家,好言五行阴阳,药材亦然,且以五色配五味,臆测畏忌,使后学之人,莫衷一是。如产后忌用芍药一语,乃宋元人之言。谓其酸寒收敛,非产后所宜,沿误至今,无敢正言其非者。虽有少数医家,心知其非产后绝对禁忌之药,而不肯明白宣布。编注医药学等书,亦必于芍药条下,注以"产后忌用"等字,迷惑后人,良可慨也。考之仲景《金匮玉函经》妇人产后篇,中有"产后腹痛,烦满不得卧,枳实芍药散主之"。又云:"产后风续续,数十日不解,头微疼,恶寒,时时有热,心下闷,干呕,汗出,虽久,阳旦证续在者,可与阳旦汤。"二方皆有芍药,不独仲景方论如此,即《千金方》诸书,亦多有产后用芍药之方。今人不喜用古方,必曰古今人体质不相若,虽平淡之方,在所必禁,若仲景之方,则反对尤烈,甚至不学医之人,亦知反对古方,不亦奇哉。蓁初问世时,应乡人周姓之请,其妇产后痢血,腹痛甚,病家知余喜用古方,屡嘱勿用,谓古方霸道,余不得已疏产后痢疾时方予服,未见寸效。明日复诊,为疏白头翁汤加芍药,兼服枳实导滞丸,病家熟读时医方论,不以古方为然,又以产后用芍药更不相宜,经予再三解释,谓白头翁汤为血痢之特效方,又以病人腹部挛急甚,非芍药不能为功,始信服。一剂而痢减大半,去导滞丸加重芍药,再服而愈。病人向余言曰:先生真仙人也,此药下咽,腹即不痛矣。厥后常用芍药于产后应用之证,未见流弊,可见古人不我欺也。然宋元以来之医家,皆作无病之呻吟乎?曰:非也。产后之不可用芍药,实有不可用之理在。所谓名师上工辈,惟抱人云亦云之旨,致芍药之功用,湮而不彰。据仲景《伤寒论》病有不可用芍药者数条,今略举一二。如太阳病下后,脉促胸满者,桂枝去芍药汤主之。微恶寒者,桂枝去芍药加附子汤主之。观此则脉促胸满之证,芍药不可用矣。证之临床实验,产后失血,常有脉促胸满之证,则芍药不可用于产后失血之人矣。丹溪以其酸寒伐生发之气,时珍以产后肝血已虚,不可更泻,皆无稽之言也。今摘录章次公先生所论药物一节,以供医界同人之参考焉。

"自宋元而后,上工大师之论芍药,莫不以为酸寒收敛,非黄宫绣一人而然也。拙巢先生根据《本经》,独以为苦平开泄,殊有卓见。然吾人居今日论芍药之功效,实不能受臭味之支配。芍药之功,以味酸而敛固非,以味苦而泄亦非是。至论桂枝汤中之芍药,乃桂枝之佐药,而非监视桂枝者,其言殆足信矣。后世以仲景于伤寒下后,脉促胸满,桂枝汤去芍药主之,为芍药酸寒收敛之铁证。余以为此后人断章取义,不善读书之过。要知芍药之主治,在痛而不在满,脉促胸满,非芍药所主,故去之。设腹满时痛者,则芍药在所必用。如太阳病医反下之,困尔腹满而时痛者,桂枝加芍药汤主之,是其证也。或曰:芍药既非酸敛,则芍药之泻肝、柔肝。泄肝敛肝,将全无根据,胡以妇人肝病用之多效。夫古籍之所谓肝病,大都类乎今日西医之所谓神经系疾患,妇人性多悒郁,神经受病,神经性疼痛必多,芍药能止痛,故肝病用之多效。自《和剂局方》有四物汤之制,近世遂视白芍为补血重品,于是仲景用芍药之精义乃无人领会。吾尝谓宋元以来之医家头脑均颟顸[1],若芍药真个补血,则仲景设当行大黄、芍药者宜减之一节,大黄与芍药相提并论,则仲景岂非不通之尤。故吾人欲知芍药之真确功效,宁暂屈宋元以后之上工大师为不通,为头脑颟顸。"

观此,则芍药非产后禁忌之药亦明矣。盖宋元以来之医家,以芍药酸寒收敛,不宜于产后,若芍药不酸寒收敛,则又奚忌哉。

(《神州国医学报》1934 年 10 月)

---

① 颟顸(mān hān):糊涂,不明事理。

论产后禁用白芍

寇孟杰

　　昔人云：产后禁用白芍。愚意产后禁用白芍者，非产后诸证，一概禁之也，只禁用于产后气虚血寒之一证耳。盖人之秉赋不同，气血虚实各异，有产后血虚生热者，有产后气虚生寒者，且有产后惟血独亏者，有产后惟气独盛者，并且兼有气滞血瘀者，种种之不同也。他姑不论，今以气血虚寒者言之，夫气血乃水谷所化，本相须而行。《经》曰：血者，中焦受气取汁化赤而成者也。产后，若气一虚，则血必寒，因气为血之帅，血必随气而行，若再用芍药之寒以寒之，则血未有不凝结者，非酸收之谓也。《内经·调经论》篇曰：血气者，喜温而恶寒，寒则泣不能流，温则消而去之。可知血之为道，得寒则凝，得温则行。产后之不用白芍，恐后之寒，不能行血，故云能伐生生之气也。若于治他证者，则否。观《金匮》产后腹痛烦满不得卧，枳实芍药散主之。张景岳云：产后血热，而阴气散失者，正当用之。又不必疑，亦可知也。

（《北京医药月刊》1939 年 1 月）

产后忌用黑姜说

竹芷熙[①]

　　妇人产后，宜去瘀生新，用生化汤调治。方中用黑姜，其味辛苦，其性大热，能夫脏腑沉寒锢冷，后人治产后病，遂无疾不用。不知姜已炮黑，性必燥热，产

　竹芷熙(1871—1957)：浙江嵊县(今浙江绍兴嵊州)人。父绿甫，父子均系清代秀才，从第一代秉仁公起至竹芷熙，为第四代世传竹氏妇科。竹芷熙继承家传之长，且在妇科医理、药理、诊治等方面积累了丰富经验，在妇科诊治方面有一整套治疗经验，在省内外亦知其名。竹芷熙与当时名贤交往甚密，并受到当时国内名家的赏识，受聘为《绍兴医药学报》特约撰稿人，撰有多篇文章并注释过《医学备要》，整理过部分医案，惜均毁于"文化大革命"时期，至于《妇科医案问答》(即现《竹氏女科答问》)原稿，有谓系竹芷熙编著书稿；有谓系世传秘本经其整编而成，为竹氏课徒之用。

妇受寒,血凝为瘀,黑姜犹可酌用,若产时去血已多,或产后恶血已行,遇血虚发热、血虚腹痛等症,概用黑姜,多有津枯液涸、血燥气耗之患。愿医家各相慎之。

(《绍兴医药学报》1916 年 10 月)

荆芥治产后痉厥

萧　熙[1]

产后去血过多,上部因而贫血;项背之神经失于濡养,发为痉厥。荆芥含挥发油,为辛香解散之品;炒黑则少带挥发性质,使不过于辛散;且可以其炭类之收敛,制止子宫血管之出血,故最宜用于产后疡溃、血虚感风之证。

夫痉厥之为病,血虚而感风者也;治以荆芥,其效有如桴鼓相应。倪朱谟[2]曰:"凡一切失血之症,已止未止,欲行不行之势,以荆芥之炒黑,可以止之。"止之云者,收敛患部血管之义也。周岩[3]曰:"能于血中散风,即系于血中行气。"此则但就其挥发之功效而言耳!

(《杏林医学月报》1932 年 3 月)

问锡地产后俗用之药

王寿芝

敝地黟县,每服多量赤糖汤。今闻贵地产后,每以形似夏枯草者十余斤,陆续煎服。此物苦寒,以之多服,窃为不解(下略)。

答王君问,周镇。

---

① 萧熙(1913—1960):字叔轩,江西南城人。弱冠奋志岐黄,负笈上海,从陆渊雷、章次公等习医,对中医医史研究极有心得,并曾悬壶南昌及湖南等地。1957 年被选为中华医学会广州分会医史学会主任。1958 年受聘为中央医学科学研究委员会委员。著有《萧熙医林遗录》等。
② 倪朱谟:明末医家,字纯宇,钱塘(今属浙江杭州)人,著有《本草汇言》。
③ 周岩(1823—?):字伯度,自号鹿起山人,山阴(今浙江绍兴)人,著有《本草思辨录》《六气感证要义》。

夏枯草、益母草,俱生于春。夏枯草,其茎微方,叶对节生,似旋覆而长大,有细齿,背白多纹,茎端作穗,长一二寸,中间淡紫,小花,有细子四粒。益母根白茎方,如黄麻茎,其叶如艾,而背青一梗三叶,叶有尖岐少许一节,节生穗丛,簇抱茎,四五月内开小红紫花微白色,每萼内有细子四粒,此草生时有臭气。惟夏枯草生时不臭也。敝地俗用乃益母草也,血盛瘀多之体尚可服,不必重量。其体弱血虚瘀少者,宜少用,不必屡服。但乡野之间,一时不深悉其弊耳(此为昔年问答,在故纸堆中录存者)。

(《绍兴医药学报》1921 年 2 月)

产后昏厥经验方

夏泽霖

余姚陈友守文之媳,新产六七日,忽然口噤溺遗,拳握目翻,身热神昏,不食不饮,不动不语,形如尸厥。乃翁开设九如堂药材,颇知医理,睹此险象,束手无策。适仆在旧馆作客,夜半叩扉,邀治。诊其脉浮数而弦,观其苔黄白而燥。即谓之曰:《金匮》谓新产妇人有三大证,一病痉,二病郁冒,三病大便难。令媳贵恙,的系风痉,缘产后血虚气衰,营卫不固,经队多隙,一日外风窜入,内风扇动,易致痉厥。急进小定风珠,加鲜铁兜、黑元参、生白芍,一剂见瘥,两剂霍然。始知丹溪谓产后不可用芍药,未尽然也。

(《三三医报》1923 年 12 月)

产后胞衣不下急救验方

杨新华

胞衣,即胎盘也。在顺产之妇人,胎儿产下之后,胞衣亦当续下。若因产母努产力乏,气不转运,即有胞衣不下之患。或因出血过多,以致血少艰涩;或因胎元健旺,胞衣与子宫壁,附着坚紧,难以剥离;皆能令胞衣难下。此症安危在乎顷刻,死生分诸反掌,不有急救之验方,何以保障产妇之安全?况僻壤小村,无医无药;倘遇此等危症,延医不及,购药无从;霎时血凝气逆,喘急窒息,束手待毙,告穷归天,叹薄命兮红颜!怜稚婴兮何恃!然此仍属人事不常,岂尽天命之所致乎?兹欲补厥缺憾,俾产妇化殃为吉,免遭夭折;爰将胞衣不下验方数首,则录之于后。

一莲叶一大叶,用手扯成四五块,煎成汤,服后胞衣立下(此方治少壮之妇)。

二明矾五分,研末,滚水冲服,胞服立下(此方亦治壮实之妇)。

三没竭夺命散　没药钱半,血竭一钱二分,共研细末;怀牛膝二钱,生蒲黄钱半,煎汤送下(此方治冲心危症)。

四牡丹散　粉丹皮钱半,延胡索钱半,当归尾钱半,赤芍药二钱半,怀牛膝二钱,三棱一钱,莪术一钱,肉桂七分,麝香四厘(冲入),水酒各半煎服(此方治胞衣紧贴子宫,难以剥离之症)。

五脱花煎　当归三钱,川芎钱半,肉桂一钱,怀牛膝二钱,车前子一钱,红花八分,水煎成汤,服下立效(此方治血少艰涩之症)。

六雄鸡一只,连毛(不要歃血),用刀破胸腹,去其肠杂(不可洗水),速入麝香一分,将鸡正盖产妇脐上,鸡头向上,以新布扎缚,胞衣立下(此方外用,可以酌量体格,内服各方之一,内外兼治更效)。

以上六方,俱极灵验,不烦手术,廉而经济,有转旋造化之功,起死回生之力!

(《中医世界》1937 年 8 月)

【编者按】

产后是女性的一段特殊生理时期,产后由于亡血伤津、元气受损、瘀血内阻形成多虚多瘀的病机特点,产后病的治疗用药也有其独特之处。

民国医家对产后用药有推崇朱丹溪"产后必大补气血,虽有杂症,以末治之"的,也有认为产妇不可妄投补剂的,各据其理。

尤其是对生化汤的应用,当时的争论较多。《产后用药要法》指出:"产后诸病,总宜以生化汤为主,随症加味可也。"并列出了产后血晕用加味生化汤,产后厥逆用加参生化汤,产后血崩用升举生化汤,产后气短似喘用续气养荣汤,产后妄言妄见用安神定志生化汤,产后防脱用大补生化汤,产后伤食用健脾消食生化汤,产后痞逆用木香生化汤,产后类疟有汗宜用滋荣扶正化邪生化汤,无汗头痛用加减养胃汤,产后外感伤寒用祛邪生化汤,产后虚症类实用养正通幽汤,产后类中风先服生化汤以生旺新血,如危极即服滋荣活络汤,产后汗出不止用补阳益阴生化汤,产后津液亏耗用生津止渴益水散,产后小便不禁用加味生化汤,产后泄泻用加味参苓生化汤,产后脾败胃弱先服香砂生化汤,继服加味参苓白术散。此篇详细论述了生化汤加减用于治疗产后病的经验,可见此篇作者十分推崇产后用生化汤加减治疗产后诸病。《说产后》论述了生化汤的立意,指出:"生化一方,原为产后无病而设,若其人或一经遍胜,或一藏独伤,虽亦新产,则见势难同,应详察所苦,对症施疗。"《产后宜服生化汤义》认为"谓产后一概宜服生化汤,吾不敢知,谓产后一概不宜服生化汤,吾亦不敢信。而应该量体裁衣,因病施药,并将生化汤的加减治法详细列出。《产后不宜服生化汤论》认为产后血液少下一分,即血量少耗一分,而产妇衰弱减少一分,故不宜用生化汤以攻血外出。《对于沈仲圭君产后不宜服生化汤之商榷》则针对上述观点提出了不同意见。《生化汤用于产后的药理》从生化汤之成分、生化汤用于产后之作用、辟生化汤能致血晕之谬说、生化汤之适应证与其分量之加减等方面对生化汤进行了详细解析。《论生化汤与产后应用诸方剂》则从宜服生化汤之标准和不宜服生化汤之标准进行详细阐述。从中也可以体会民国医家钻研用药的治学精神和良好的学术争鸣氛围。

本篇还收录了一些具体用药的经验文章,如《产后忌用芍药之纠谬》《产后忌用黑姜说》《荆芥治产后痉厥》以及《产后昏厥经验方》《产后胞衣不下急救验方》等,可供大家参考借鉴。

第三章　产　后　调　摄

产　后　之　卫　生

孙家骥

　　或谓余曰：妇人在胎前临产，皆合卫生之方法，而胎前临产，并未有丝毫之障碍，而至产后，每闻有心痛、腰痛、腿痛等症，若不早早治之，则变成终身不可除之恶疾，尤有血崩症、痢、疟、霍乱及虚劳损怯等之发现，此何故耶？余曰：此由于产后不卫生也。或曰：胎前临产讲求卫生与不讲求卫生，实有生死之关头，而产后又有何卫生乎？余曰：胎前之卫生，临产之卫生，产后之卫生，此三者不可缺一，因有连环性之故。如无胎前之卫生，必成流产；如无临产之卫生，使母子俱不能保全；如无产后之卫生，则产妇必不能安全。产妇既不能安全，小儿岂能安全乎。故此三者，不可缺一，乃自然之理也。或曰：胎前之卫生，临产之卫生，吾已知其重要，姑勿论之。

　　请就其产后不卫生，何以有心痛、腰痛、腿痛及血崩、痉病、痢、疟、霍乱、损怯之症也？余曰：心痛之因，皆由产后伤犯冷物之故。若手足发青至节，此为真心痛，来势甚急，有旦发夕死，夕发旦死之危。如非真心痛，虽无生命之危，然亦为终身患心痛不可除之疾也。产后腰痛之因，由于风邪内乘，寒气留滞于腰脊之间，故疼痛不已，久则亦成为终身不可除之患害也。产后腿痛之因有二：一则由于产后久立，腿部骨干受伤所致。《经》云：产后血虚，久立伤骨。故而成为终身疼痛不可除之疾。一则由于产后饮食不进，脾脏阴分不足,故而成也。或曰:脾脏阴分不足,何以使腿部痛疼?然则脾脏阴分,与腿部有何关系乎?余曰:古人不云乎?脾主四肢之故也。产后血崩之因有三:一当产后之际,经脉未复,劳动过度所致(此劳动二字,一面指的房事的劳动,一方面指的做事的劳动)。二产后人虚,惊忧喜怒,便脏气不平所致。考书云:心主血,肝藏血。惊伤心,怒伤肝,心肝俱伤,则血无以生藏也。三产后气血两亏,营卫亦弱,因多食酸咸,伤耗营卫,故致暴崩也。产后发痉之因有二:一则由于产后血虚,腠理不密,汗出当风所致。一则由于产后稍受风寒,营卫不和,而误服发汗攻下之药,使气愈虚,而血愈耗,筋脉失于营养,燥极生风,故而角弓反张、口噤拳挛。冲任既伤,而督脉有背,亦少柔和,因而发痉也。产后下痢之因亦有两端:一因产后脐腹受冷,饮食不化,故而变成。一因产后误食生冷油腻,及临产饮食过度也。产后成疟之因亦有两端:一因脾胃虚弱,饮食停滞,再加感外邪所致。一因郁怒伤脾,暑邪内伏而成也。产后霍乱之成,由于夏月生产之际,饮食不洁,风寒外受,使阴阳之气不顺,清浊相干,正邪相搏而成也。虚劳损怯之成,由于产后人虚,气血衰弱,客邪外受,因之咳嗽丛生,久而不已,故变成虚劳也。或曰:产后数厥,此又何故耶?余曰:此由于临产之时,用力过度所致,与产后卫生、不卫生毫无关也。

　　故产后之卫生:第一,当产后上床之时,宜枕高靠垫,厚铺褥褥,勿令其睡下,膝宜竖起,不可伸直,至一星期之后,方可安枕。第二,产后上床之间,宜闭目静养,勿能令其熟睡,家人不能大惊小怪,因畏其血上涌,变成昏晕。第三,产后上床以后,房中窗户缝隙皆宜遮避,以免贼风侵入为害(此条乃指春、秋、冬,三时而言,非指夏月也。若在夏月,房中空气尤宜流通,岂可遮避乎)。第四,产后一星期之内,宜食白粥,不宜多食油腻及难消化之物。第五,在产后一月之内,不宜久立,喜怒哀乐,亦不能过度,亦不能过于劳心劳力。第六,当产后七星期之内,不可实行工作。书云:产后一百二十日外,方可同房。不亦难乎?以上六点产后之卫生,实为家长必须知之要法也。

(节选自《医林一谔》1931 年 11 月)

产 后 摄 生 论

吴成章

夫人之所苦莫若病,妇人最易致病者,又莫若产后。盖产后气血大虚,稍一不慎,外邪即乘隙而入,鲜有不致成蓐劳者,至此时虽华扁复生,亦难为法矣。鄙人有鉴于斯,特将产后应如何摄生,详述于后,庶世人知所预防,免蹈覆辙,谅亦读者所乐闻欤。

倚坐:妇人产后上床,须以被褥靠之,闭目静坐,不可遽然倒睡。宜以手从心胸按摩至脐下,使瘀露下行,房内且宜燃漆器或醋炭,盖防有血晕症也。

避风:初产之后,须避风寒,不宜即行梳头洗面,更忌濯足,惟恐招风受湿,或感六淫七情,疾病随起。然以百日为度,若气血素弱者,可不计时日,以复元为止。否则易患手足腰腿酸痛等症,或头风痛,因循日久,名曰蓐劳,最难治疗。且忌房事,又不宜独宿,恐受虚惊,惊则神气散乱,变证百出矣。

择食:新产之后,宜食白粥数日,后宜以石首鱼纤少洗净,煮以淡食之。至半月后,始能食鸡蛋,然须打开煮食,始能有益于脾胃。满月之后,方能食羊肉、猪蹄。酒虽活血,然气性慓悍,亦不宜多饮。能如此,则产中无病,产后更见康健矣。

养神:初生之际,不必问是男是女,盖恐产妇因言语而泄气,或因爱憎而动气。虽平日亦当减少言语,惟恐伤及中气,皆足致病,慎之戒之。

调理:古法,产后用热童便少许饮之,然此物一时难以猝办,冷饮则必呕吐,故宜以生化汤代之为佳。然产后若觉心慌自汗者,则宜投以归姜饮,加减如法,殊觉妥适。万不宜轻投清凉,亦不可妄用辛热,盖产后气血必虚,凉则脏腑受寒。至桂、附之辛热,若未感内寒,又何处消受,理应和平调理,方为合法。然有偏寒、偏热之症,又当活法治之,万不可胶柱鼓瑟,刻舟求剑,病家亦不能因循坐误,庶免贻害耳。

(《现代中医》1934 年 7 月)

产后惯习之贻害

陈心田

吾绍习俗,新产后恒投生姜、砂糖、老酒温服。盖因妇媪相戒,以为服姜酒、砂糖不多,易致新产诸病,故产家相沿成俗,医者亦习焉不察,迨服至多剂而后,则辛多甘少。砂糖之温中,不敌生姜之耗气,于是变症蜂起。偏阳者易致液涸动风,偏阴者易致中气虚馁,不善调治往往酿成蓐劳。此皆惯习之误,人所以卫生学及看护学,病家不可不细心研究也。

(《绍兴医药学报》1909 年 5 月)

产后食鸡酒之大有裨益

郭韶九

予也客籍①人氏,相传理妇人产后炒姜酒鸡肉之方,尽人家喻户晓良法。古往今来,世界上罕有知者,惟我客人独悉。焉于孩儿既出后,即杀雄鸡一只,捣碎生姜连皮数两许,放麻油炒至黑色为度,把鸡斩粗块,并血肠脏同炒将焦,下家酿糯米酒少许,再炒酒干,然后再放加酒,用文火煮熟,入白盐些余,取起与产妇尽量食之。餐飧送饭,亦是此鸡肉酒。雄鸡吃完了,越日改换雌鸡,或既劙出肾数月久者亦可,炒姜酒法如上。天气寒凉,可得用十只、八只、一二十只。若天气严热之候,纵家贤本畠,亦不宜过多,仅可三四只而已。食多则热气由母乳间接于儿,令其子发疮疡、痛疥等疾,终年不已。

此法尽善尽美,想当年不知得之何师教授,无从稽考,料是异人口传之秘也。所以然者,妇人产后亡血过多,亡血即亡阴,阴去则阳与之偕亡矣,一

---

① 客籍:寄居本地的外地人。

定之理。鸡乃木畜，能补肝之阴阳，酒能行血，又以交神，姜炒至黑色，味不辛而变苦，其性能达下焦，温暖肾经，且三味皆香甘无比，可能舒脾胃，通三焦，肝能藏血，脾能统血，多食则脏腑容易复元。正气既足，外邪又乌得间而入之哉。故我客籍之妇，凡产后逾月出来，个个颜色华荣，无有枯槁者，此也。天下人类，都可仿而行之，毋有所顾虑焉。予悬壶数十载，中外曾以此诲人不倦，尽行宣泄，不敢隐潜，公诸天下。

（《杏林医学月报》1931 年 9 月）

产后勿令熟睡之谬妄

许济弘

古来产科书，如《大生要旨》《达生篇》等，均谆谆告诫：妇人产后，不可熟睡，以免气血上壅，致生病变。今日虽穷乡僻壤（指余所知之地方言）亦几家喻户晓，每逢产后初夜（或有连三夜者），纵产妇精疲力尽，倦极思睡，亦必频频呼唤，不令安眠。呜呼！伤于此一语者，不知几许人矣。当斯文化进步之时，脱不将此说，拒而辟之，又安贵乎整理国医，改进国医？弘目击心伤，爰不揣固陋，大声辟驳如后。

夫产后三症，在《金匮》则言病痓，病郁冒，病大便难。后贤如张石顽等，则又谓产后危症，有败血"冲心""冲肺""冲胃"之别。推其病源，大抵诿诸产后看护不慎，瘀血上冲所致，而以为产后坐而不睡，可以防止瘀血上冲。换言之，即产后熟睡，为瘀血上冲之一因，间接为致病之源。于是失之毫厘，谬以千里，积习相沿，遂多不许产妇熟睡。噫嘻！此语之作俑者，殆无后乎！

细考上述诸症之原因，是否全由瘀血上冲，尚有可商。至谓不睡能防止瘀血上冲，间接防止危症，书中虽无明文，但细释其意固如是云云则是非颠倒，因果不明矣！何则？盖近世产科学，谓产褥热可分四类：一曰腐血病，二曰败血病，三曰脓毒血病，四曰股白肿病。其症象则与旧说之产后三冲，及"郁冒"与"痓"等，大致相仿。而其病因则由实验而知，由于接产不洁，消毒未善，因之病菌乘机窜入，诱发前病；或因子宫收缩不全，接产手术不善，致有血块、绒毛膜、胎盘小片等，留于子宫，渐渐腐烂，酿成前症；而最要之素因，厥为产妇过度疲劳，体内抗力减损（原有灭菌作用之阴道分泌，亦因伤害及疲劳，而减弱其力）。结果素因外因，互相应合，前述危症，从而生矣。

倘但有外因（如病菌等），而素因不具，亦难感病，即能感病，其势亦轻，是故扑灭外因，固为防病之主要，制止素因，亦为防病之必需（扑灭外因方法，以不涉本文范围，姑从略）。欲素因之消灭，则消极的应有充分休息，以复坐产之疲劳，积极的应得丰富之营养，冀增其真气（抵抗力），而睡眠者，储蓄精神，恢复疲劳，补充体力之要着也，其重要如此，宁可忽乎？

今附述睡眠之意义，借证其功能之重大。按睡眠之成因，虽有种种新学识，而最著者厥有三：① 酸性废物堆积说。谓脑细胞活动时，当产生酸性废物，同时血液又不克尽量以之移去，于是逐渐堆积，渐致疲倦，而感应力低减，终于活动力消失，而入于睡眠。② 毒素说。谓脑活动时，产生一种催眠毒素（此毒素之量增多，竟能致动物于死），逐渐堆积，于是影响于脑之皮质，活动遂低降而成睡眠状态。③ 贫血说。谓脑部收缩血管中枢，以疲劳而减弱其活动力，结果躯体之血管扩张，脑部血压反低降，终致贫血而成睡眠焉。

至睡眠之功能，一方面能调节脑之活动，所有因活动而得之酸性废物或催眠毒素及各组织之疲劳素，可乘机被血移去。他方面，人体工作时，必借活力，活力由于有机物养化而成，但体中有机物有一定限量，倘只有活动而消耗，不谋补充，人将不支而亡，欲谋补充，一固需要丰富之营养，二则需要充分之休息，在此休息期内，体工能将所摄之营养料，酿成以补充体素，是故休息为养生之要则，而最完备之休息，莫睡眠若也。

《内经》云：“壮者之气血盛，其肌肉滑，气道通，营冲之行，不失其常，故昼精而夜瞑。”是谓健全之人，气血旺盛，则夜眠而昼觉，乃生理之常规也。又云：“气血解惰，故好卧。”斯谓身弱力疲，气亏血贫之人，常喜睡眠，此则病理之变态，体工自然之救济也；反乎是即背自然之道，真气（抵抗力）因以衰，素因为之盛，所谓自作孽不可活，其有不“神气皆去，形骸独居而终”者！（语见《内经》）

噫！睡眠之意义与功能，其重要也如彼，而对产妇之安卧，竟轻忽如此，宁非自戕自弃,虚虚揖盗哉?

夫产妇之临盆也,少则六七小时,多则十余小时,即使接生合法,亦必腹痛流血,精疲力尽。既产之后,自须安卧静养,除待疲劳素之排除,活力体素之补充,借谋真气(抵抗力)之增加,则纵染病菌,亦难发病,即起疾病,势亦轻矣!况夫产妇破裂血管之增生,子宫之收缩,以及瘀露之排泄,在在须赖相当之活力,倘不许其休息,不令安睡,则废物毒素,堆积而不除,活力体素,消耗而不补,气血因之益衰,真气为之弱减,《经》云"邪之所凑,其气必虚",又云"邪之中于人也,方乘虚时,及新用力",至此而欲免病,岂可得乎?呜呼!又何怪吾国之产妇死亡率,占世界之魁首哉?!

或谓《大生要旨》等所云之"不令熟睡",乃令陪伴产妇者不可熟睡,免忽看护,致生变故,至于产妇,正可任意安睡,睡之未恐不熟焉,此说庶几近是。

或疑弘之所说,偏于理论,忽于实际,殊不知余家产妇,固已行之有素(即产后令熟睡),即征诸余祖余及父余之临床经验,未见有因熟睡而生变者(或且反因不睡而有变故)。因嗟世人之多惑于古籍,受害于无形,爰除口头宣传外,并揭橥①其说于上,谓予不信,盍实验之!

（《光华医药杂志》1935 年 2 月）

【编者按】 ···

产后调摄在中国有悠久的历史,中华民族有产后"坐月子"的传统,并已传承数千年,对中华民族的妇女健康和繁衍生息起到了重要作用。历代医籍中也有许多关于产后将护和产后调理的论述,如《妇人大全良方》卷之十八《产后门·产后将护法》中就详细论述了产后的调摄:"论曰,凡妇人生产毕,且令饮童子小便一盏,不得便卧,且宜闭目而坐,须臾方可扶上床仰卧,不得侧卧,宜立膝,未可伸足。高倚床头,厚铺茵褥,遮围四壁,使无孔隙,免被贼风。兼时时令人以物从心㧟至脐下,使恶露不滞,如此三日可止……分娩之后,须臾且食白粥一味,不可令太饱,频少与之为妙,逐日渐增之。"《妇

---

① 揭橥(zhū):作标记的小木桩,引申为标志。

科玉尺》卷四《产后》曰:"乳汁乃血气所成,产后不可多食盐,盐止血少乳……夏月忌贪凉用扇、食冷物、当风睡。夏月房中贮水一二缸,解热气;冬月加火一二盆,取暖气……满月之期,一月为小满月,两月为大满月。此两月内不暴怒,少劳碌,禁淫欲,终生无病,且多生子。"由此可见古代医家对产后调摄的重视,虽然限于时代的局限性,有些认识当代已不再适用,但毋庸置疑的是,在当时的社会背景和医疗条件下,这些产后调摄的方法对产妇健康的恢复起到了积极的作用,护佑了中华民族历代女性的健康。

民国医家对产后调摄也积累了丰富的经验。如《产后之卫生》指出了产后之卫生的重要性:"胎前之卫生,临产之卫生,产后之卫生,此三者不可缺一,因有连环性之故……如无产后之卫生,则产妇必不能安全。产妇既不能安全,小儿岂能安全乎。故此三者,不可缺一,乃自然之理也。"同时提出了六点产后之卫生的具体方法。《产后摄生论》从倚坐、避风、择食、养神、调理等方面详细论述了产后的调理养生方法。"养神"中指出:"初生之际,不必问是男是女,盖恐产妇因言语而泄气,或因爱憎而动气。说明在当时的历史条件下,医家除了重视产后的生活起居方面的调摄,也已经比较重视产妇的心理调摄。"调理中指出:"不宜轻投清凉,亦不可妄用辛热……理应和平调理,方为合法。然有偏寒偏热之症,又当活法治之,万不可胶柱鼓瑟,刻舟求剑。"强调了产后调理的辨证思路,不可因循坐误。《产后惯习之贻害》指出产后过服姜酒砂糖不利健康,对惯习进行纠正。《产后食鸡酒之大有神益》介绍了产后炒姜酒鸡肉之方,认为客家妇女,凡产后逾月出来,个个颜色华荣,与服食鸡酒有关,并向大家推广此方法。《产后勿令熟睡之谬妄》则对古籍中"妇人产后,不可熟睡,以免气血上壅,致生病变"进行纠正,认为睡眠者,储蓄精神,恢复疲劳,补充体力之要着也,应该给予产妇充分休息,以复坐产之疲劳,冀增其真气(抵抗力)。

本章虽然文章数量不多,但有从整体上论述产后摄生的方法和注意事项的,也有对某一习俗进行纠正的,或者对某一产后调养方法进行推广的,内容涵盖较广,从中也可以看出民国医家对产后调摄的重视,因此单列一章,与大家共享。

第四章　产后病验案

产后厥逆谵狂治验案

刘丙生

今年四月杨家门□园学堂校长童雪姜之次媳，妊娠将足月，忽发子痫症。老名士沙氏之子，断为热症，服药后分娩，产后仍厥逆昏糊，因更医镇郡诸医，多用温补，无效更剧。延余时已误治多日，余见面如冠玉，宝光犹存，唇爪皆红，脉数大而长，有力振指，两尺尤甚，因谓童曰：沙君之诊断，是也，岂可成败论人哉。愿无以俗医口头禅，产后宜温补一语，横于胸中而误事也。此病热达极点，阳明胃实有余之症也，今实其实而作虚治，误用温补，大错矣。所幸四诊未现绝象，可救但不可再误耳。是日余方被其戚王某所阻，未服，其父董绥之闻信自上海带乌金二帖来与服，热度甚高，厥逆更甚。其大伯用西法以冷水浸湿毛巾覆其头，蓬勃如釜蒸气，须臾再换亦然。其大伯谓其父曰：大热之症，确已显然，速服刘方，可以邀幸。因煎余方服之，厥稍回，谵狂作。次日复延余，以增液承气汤，加咸寒犀、羚、三甲，以大黄一两取汁，服灌之尽，一剂而下黑泥一箕，神志清楚，次早知饥，食粥一大碗，午后复糊厥。延余余曰：此食复也，复下之至十五剂，兼用大黄敷胸腹，始下黑铁炒米粪大半小桶，确如其粥。数厥逆谵狂始定，而神志尚有，妄言妄笑之时，但不大狂耳。诊其脉舌，下证皆无，惟觉右寸稍短耳，其病当愈，而今竟不全愈，细切之脉象和平，热象全解，百思而不得其故。因今勿药，容余细细研思索二日始悟，此必其伯用冷水浸发覆头之时，血遇冷而凝结，遗热在脑之故,因用手法按摩,用行血药热熨之,再用薄荷油点鼻孔使通脑。用一日再诊其脉,则右寸伸长矣,始悟右寸短者,非肺气不足故也,乃脑受冷水压力之故也,于是余放胆量用薄荷油半小瓶,乘睡热灌入口内,须臾惊醒,索饮漱口,至是神志清明,不复妄言妄笑矣。此脑经热血被薄荷油之辛凉祛散,故神志如常矣。共计用去犀角一段,羚羊角一支半,梨子五十斤,荸荠五斤,大黄斤许,外治者半斤,鸭子汤调理而安。若泥于"产后宜温补"一语,尚有生理乎? 西人以谵狂为神经病治脑,其理可信,而其治法实不可从,冷水覆头其害犹如此,其大况冷浴冰罨者乎? 真热症尚不可用,防热逼内攻致人命于顷刻,何况非真实之热症者乎? 即此可以知中西治法优劣之判矣。

(《神州医药学报》1915 年 9 月)

记产后症两则

蒋兆桂

一、伏暑

生化汤一方,吾乡医辈无不奉为产后之唯一神方也,殊不知产妇生产之后,百脉空虚,一有不慎,则病端百出,其症则有寒、热、虚、实之不同,用药亦当随机而应变。若不究其受病之所因,概以一生化汤从事,真杀人不旋踵矣。宜乎季君之有生化汤论之作也(见十二期《中医杂志》,立论颇为精详)。

鄙人上年七月间,治一刘姓妇,生产五六日后,忽病身热气粗,面赤目赤,大渴烦燥,小便短涩,恶露不行,脉象沉细而数,舌苔老黄而干。诊视之际,病者自言胸中如焚,烦闷已极,必得西瓜食之而后快。其家人戚友,以生产甫经数日,西瓜乃大凉之物,咸以为不可食。余曰:此症脉象沉数,舌黄而干,胎前本有伏暑,加以产后血室空虚,热邪乘虚而入,营血被其煎熬而干涸,此恶露之所以不行也。兼且身热气粗,大渴烦燥,面目俱赤,暑邪化火,猖獗已极,甘润寒凉之西瓜,对于此症,甚为合拍,仅可放胆食之,无妨也。《金匮》论妇人产后中风,仲圣原有竹叶石膏汤之法。夫竹叶石膏,非寒凉之品乎？然有病则病受之，虽凉何害。此症若泥于"产后宜温"之训，再投以辛温逐血之品，以火济火，重虚其虚，其人宁有生理乎？其夫对余信仰素足，闻余言，遂力排众论而与食之。食后约两小时，得大汗，而身热烦渴俱减，至夜半而恶露亦行。遂以竹叶石膏，佐以清营养阴之品，两服而痊。

二、误治

吾乡有蒋姓妇，胎前已伏暑湿，产后又感温邪。有某医生，以生化汤，加羌、防、柴、葛之品，以致身热而厥，不省人事，如是者两昼夜，其家人以为绝望，无生理矣，为之预备后事。其翁心犹不死，邀余诊之，脉细而数，苔现黄腻。余曰：症虽重险，然幸身犹发热，尚有一线生机可望，安能束手待毙，当先进牛黄丸以开其内闭，再以辛凉解表、甘寒淡渗以清暑湿，但前误服辛温之品过甚，恐一时骤难挽回耳。遂为疏方，用金银花、连翘心、苏荷、山栀、豆豉、黄芩、莲心、麦冬、滑石、通草、苡仁、半夏、川朴、荷叶、竹叶等。服后诸患甫退，惟夜分仍有谵语不休，乃前误服辛热之药毒蓄留心胞使然。拟法仍宗前旨，合入清宫汤，以清宫城之余热，一服而病若失。

（《中医杂志》1925 年 6 月）

产后伏暑治验两则

奚可阶①

民国十五年八月间，有住居仓滨族侄寿伯之妻张氏者，年廿五岁，怀妊将近足月，适在母家生产，经西医接产，颇为顺利。一无痛苦，饮食如常，至三日后，稍露寒热头疼，食量减少。复邀西医某甲诊察之余，认为疟疾病症，即以金鸡纳霜丸治之，并嘱须一日三服。孰料次日病势非但不轻，且见转

---

① 奚可阶（1881—1949）：号曾垲，字品山，浙江平湖人。随青浦朱家角名医赖嵩兰学医，1904 年返平湖行医，对医药经典勤于钻研，医术甚高。1935 年，担任平湖国医支馆馆长，任平湖中医公会理事长，曾主编《平湖医刊》，著有《奚氏神农本草药性赋》等。

增。乃改延西医某乙治疗,断为产时用力过度,血液衰弱,脑筋受损,以补血剂、强脑剂相继治之。次日症势大变,半身发现抽搐,全体动摇,且力大无制,甚则昏厥气促,醒时口渴烦躁,热不甚扬,仍飞请乙医救治。该医睹此病状,大为惊骇,病家叩问所以,彼即以脑筋与血管相并为对,并谓无药挽救,束手待毙,于是迓余商治。余临诊时,适在病者苏醒之际,按其脉则弦数而滑,验其苔则干燥而灰。曰此乃胎前伏暑,产后乘机发动,斯时若治之得法,轻者或可转疟,重者即名秋温。西医不谙此理,大多以补涩之剂治之,以致邪无出路,热盛动风,乘其血舍之空虚,得以走窜络脉。昔贤所谓空虚之处,便是受邪之地,即《金匮》所谓新产妇人多三病,此痉者其一也。但此症半由于西医所酿成,病虽险恶,尚属可图。其夫与母即叩首而问曰:西医谓此症无药可救,而先生独方可治,全赖先生神仙妙术,果得回春,阖家当感谢不止。敢问脑筋与血管相并,须用何种手术以分之? 余即戏谓之曰:西医尚手术,国医凭理想,既有相并之可能,必有复分之妙药,其夫与母首肯再再。余即握管书方,用羚羊、石膏、青蒿、钩藤、滑石、薏仁、菊花、山栀、桑叶、桑枝、白芍、丹皮等味。何如病家怩①于产后宜温之俗说,有不敢骤服之意,若有难色。余即申说其中利弊而言曰:此病一误再误,命将殆矣,若再迁延,虽有神丹,亦难挽救。况产后孤阳独旺,虽石膏、西瓜,对症亦不禁用。前徐洄溪尝言之矣,喻嘉言谓先议病后议药,中病即是良药,不中病即是毒药,今既患此病,必用此药,若舍病而言药,其如文不对题何。于是病家略有觉悟,始敢煎服。并嘱其醒来口渴,不妨以西瓜汁恣饮之。次日昏痉咸去大半,热势较扬,舌色转绛,脉变洪数,口渴益甚。余诊毕,即曰:深入血舍之邪,渐有外送之机,但当恪守余法,自然水到渠成,可无恐矣。复以前方出入加减,如洋参、石斛、生地、秦艽、竹沥等味。嗣后病者日轻一日,未及旬日,恶候悉平,精神渐渐恢复。然此症除药外,前后共饮西瓜百余斤,其亲族闻之,均为神奇,赞叹不止。后闻其病家以为症虽治愈,如此凉药入腹,定必难以生育。孰知数年来复生数子,且精神逾昔,足见"产后宜温",与"凉药有碍生育"之

---

① 怩:疑作"拗"。

俗说不可信,而"药贵对症"之名论为可取明矣。

民国十六年废历七月中旬,在住居西城河滩,顾伯荣之室人王氏者,经西医接产后,即发现寒热,泛恶胸闷,腹部酸胀,西医嘱其内服纳霜丸,外打药水针。非特寒热不能轻减,且日甚一日,以致热盛神惛,便秘呕恶,西医睹此情状,自谢不敏。乃邀余诊,适病者仰卧在床,见其腹部膨胀非常,仍若怀妊之状,面目均赤。按其脉则沉实而数,验其苔则深黄而燥。询其恶露有无?曰:若隐若现。余揆度之余,即曰:症实脉实,尚堪措手。何如病家认为虚症,难望生理,而曰参汤业已煎就,特邀先生决其可否,以冀迁延时日耳。余即叱之曰:此病系伏暑挟瘀之实症,攻之犹恐不及,何堪以参补之?《内经》所谓毋虚虚,毋实实。断不可以张景岳实而误补,犹可解救,虚而误攻,必致败亡之谬说以误之也。遂援笔立案云:胎前伏暑,产后留瘀,瘀得热而益结,热得瘀而益炽,瘀热两分,其病轻而缓,瘀热两合,其病重而速。热邪上升,则昏谵呕恶,瘀滞内壅,则腹胀酸痛,营卫被阻,则寒热往来。此脉之所以沉实而数,苔之所以黄而且燥,有由来矣。按瘀乃有形之邪,热乃无形之气,无形之热,可以清而泄之,有形之瘀,必当攻而逐之,此乃一定之理。然病延旬余,瘀为热蒸,则瘀化为脓,始则子脏发炎,终则蔓延腹膜,若再失治,势必脓从脐出,酿成无药可医之症,犹之乎疮疡门血阻气则为痈,气蒸血则为脓是也,切勿以余说为狂谈也。以桃仁承气汤,去桂枝,加青蒿、黄芩、山栀、丹皮、薏仁、瓜蒌等味。嘱病家急煎服之,否则鞭长莫及矣。其夫伯荣,睹此药方,疑信参半,未敢与服,乃延他医商之。该医以朱丹溪产后当大补气血为主之说惑之,更形胆怯,不得已复来商治。余以与其坐以待毙,不若含药而亡之说开导之,始敢毅然煎服。隔四小时,果得便下如脓者升许,腹部酸痛顿退,他恙渐除。次日复诊,则舌润苔化,脉软而缓,即以生地、洋参、麦冬、丹皮、山栀、薏仁、赤芍、当归等味,化其未尽之瘀热,而生其已耗之营液。两剂而其病若失,不旬日而起床。其夫感谢不止。然此症系寻常之症,特半由于医者所酿成耳,此非余之功,实前医之过,何必感谢也。

(《杏林医学月报》1933 年 2 月)

产 后 受 暑

沈仰慈

[病者]孙夫人,住上海大南门内,时在二十二年八月二十七日。

[证候]产后一月余,初起牙痛,继增头脑剧痛,稍有呛咳,壮热烦渴,引饮不休,大汗如雨,周身酸痛,大便七旬不行,反下鲜血,舌色鲜红,无垢腻苔,脉浮洪数。起病至此已七日,中间历经数医,有用生化汤加味者,有用栀豉加苏叶、前胡、厚朴、腹皮等疏散消导者,又延西医打针,均无效。而热与汗益盛,且至夜不能寐,将有昏痉之险。

[证断]余直断为产后受暑暴发,胃肠火炽之候,即阳明症也。牙痛、头疼、略咳,胃火上冲也。大便不行,肠中津液被灼,胆汁不疏泄也。反下鲜血,肠中血络为热所逼而破裂出血也。大渴引饮不休,引水以自救其焚也。汗出如雨,内热迫津液水分外泄也。周身酸痛,神经失其津液濡养也。宜仲景白虎汤加味主治之。

[处方]仲景白虎汤加味 生石膏(打碎,包)八钱,京元参四钱,连翘壳三钱,生地榆二钱,酒知母二钱,鲜生地□钱,生山栀三钱,大麻仁(打)四钱,生甘草八分,天花粉三钱,鲜竹茹四钱,鲜竹叶卅片。

[效果]次日复诊,头痛俱止,热退汗少,不复渴饮,晨得大便,色如紫酱,中杂血液,身痛亦瘥,能纳粥一盏,不胀不闷,神情大安。

[次诊]症状转佳如上述,舌净无苔,色亦较淡,但粗糙少津润,脉较平缓,尺部不甚旺盛,身热不壮亦无汗,但头汗涔涔,时时以巾拭之,目畏灯光。此热病伤津,阴损阳浮之征,用益阴和阳法兼清阳明而止肠血。

[处方]仲景竹叶石膏汤加味 生石膏四钱,鲜竹叶廿片,京元参四钱,生白芍四钱,西洋参一钱,鲜生地六钱,炒银花二钱,扁豆衣三钱,生甘草□钱,湖丹皮二钱,生地榆三钱,北浮麦三钱。

[三诊]津液未复,口舌燥渴,头汗虽止,暑邪未清,晨复发热,午后渐退,转疟之兆也。拟《金匮》麦冬汤合竹叶石膏汤,加清营却暑品,进之。

[处方]《金匮》麦冬汤合竹叶石膏汤加味　生石膏六钱,上党参三钱,剖麦冬二钱,鲜生地八钱,鲜竹叶廿片,西洋参三钱,姜半夏二钱,京赤芍三钱,炒荆芥二钱,京元参三钱,湖丹皮二钱,青连翘三钱,生甘草八分,青蒿子二钱。

[效果]连服三剂,诸恙俱痊。处参麦养荣汤,为调理之方。

（《医学杂志》1933 年 12 月）

产后暑温治验

戴慈惠

朱丹溪云:产后宜大补气血为主,虽有他症,以末治之。俗医又执产后宜温之说,知其常而不知其变,每遇夏秋暑热之症,概不敢以凉剂直折,因循敷衍,其不偾事者几希。本年八月初,余治无锡县公安局直辖第六分驻所警士陈士奎妻产后暑温症,脉搏每分钟达百四十至,温度摄氏寒热表升至四十摄氏度,并见咳呛气喘,神昏谵语。新产患此,可谓重险极矣。余宗《内经》"有故无殒"之旨,以大剂白虎汤进之,一剂知,二剂已,爰特录出,为一般以稳方误人及读书死于句下者作当头喝。

[初诊]胎前患暑温,产后热更炽,咳呛气喘,神昏谵语,汗多,渴喜冷饮,舌红苔黄,脉诊洪数。温邪深恋肺胃,又值新产之后,病之重险,不言可喻,勉拟一方,以图万幸。

生石膏一两五钱,肥知母四钱,生甘草五分,川雅连六分,黄芩二钱,生山栀三钱,鲜佩兰二钱,鲜青蒿二钱,白前一钱八分,清水豆卷四钱,鲜金石斛四钱,万氏牛黄丸一粒,西瓜翠衣一两二钱。

[复诊]昨投白虎汤加味,烦热之势大退,咳喘已平,神识亦爽,惟脉数未和,苔黄未化,病象虽见松机,产后还虑有变。

玉泉散八钱,肥知母三钱,黄芩钱半,大豆卷四钱,白前钱半,山栀二钱,鲜佩兰钱半,鲜青蒿钱半,茅根八钱,甘露消毒丹五钱(荷叶包)。

（《光华医药杂志》1936 年 10 月）

产后用补剂之经过

李程九

癸亥腊初,长孙媳白氏初产,胞衣迟下,颇形劳顿。第四日晚,忽而发热气喘目红,当以生化汤加潞参二钱,杜仲三钱。次早烧退,心中仍觉闷燥,群以产后无补法,切不可复用参、芪,谆谆相劝,随改请王甥来诊,专以生化汤加重姜炭,愈服愈重。至数剂后,烧忽增剧,气息奄奄,喘嗽不宁,诊其脉象沉迟,舌白而腻,二目通红无光,两颧色赤多润,口不发渴,出气不热,定为虚脱无疑。投以养营汤,重加参、芪,并黑附片八分。服后即安,连服十余帖,诸症悉除,恶露亦下,弥月后乳汁通畅,身体较前增壮矣。

又邻妇石氏,初生难产,妄用气力,以致腰腿疼痛,不能起立,用益母膏饮之,日见萎败,饮食不下,发烧喘嗽,脉象浮紧,沉取迟微,急用建中等剂。日有起色,腰腿亦无痛楚。其父亦粗知药味,斥其产后妄用补剂,日后必有隐患,勒令服生化汤并解瘀等品,不数日即卧床不起矣。仍以前方加减,虽见痊可,其姑以未下恶露为忧。鄙人答以正气不足,邪气难除,新血不生,瘀血难下等词。又引以《柳州医话》所云:产后恶露不下有二,一则瘀滞宜行,一则血虚宜补。反复慰藉。随加以附片五分,杜仲五钱,令其照服四剂后,恶露果下。问用附片之义,答以附片生则逐寒,熟能回阳,阳不回则阴不转,故用之而恶露即下也。

(《医学杂志》1925 年 10 月)

产后血热治验

骆明普

前人有产后宜温,及产后须大补气血,虽有杂病,以未治之之论。在浅学者,未免为此说所囿,即遇有热病,而不敢用凉药。余尝见陈氏妇,产后月余,得血热病,医泥守温补,投四物、归、芪等药,遂致肝风内动,十指抽搐,惟手与头有汗,余处则无,唇焦舌赤,齿燥脸红,眼睛犹带赤缕,谵语而不识人。余诊其脉,浮取弦数,重按略虚,两寸带滑,断为血热夹痰,手足厥阴同病。在幼科书连类而反,谬称为产后惊风,此其一者也。于是拟用羚羊角一钱,生地黄一两,元参五钱,麦冬三钱,川贝母六钱,木通三钱,双钩藤八钱,桑寄生五钱,甘菊花三钱,水煎服下。略吐胶痰,明晨人事清醒,十指舒伸,口尚觉干,再与甘寒生津法,如洋参、麦冬、生地、天冬、沙参、石斛、甘草之类,痊愈。

是方也,得羚羊角之咸寒,禀坚刚之性,善能平肝清热。佐以桑寄生、甘菊花二味,则羚羊之兼治内外风,而力有余。又有钩藤与羚羊角同行,舒筋活络之功亦伟。生地、元参、麦冬,大能滋水养肝,清心凉血,故一切面呈热状立退,齿舌复润。犹妙在尖川贝,色白微苦,其形象心,能透肺入心而蠲除痰热。木通苦寒多窍,能通心而导热下行,自然谵妄止而脉势转和,其神气安有不速清醒也哉。

(《杏林医学月报》1932 年 6 月)

产后伤寒治验琐话

郑润佑

本邑林某夫人新产六日,忿其夫在外赌钱,亲临追回,致感寒邪,头痛恶寒憎热。时值七月,林医诊谓暑温之症,投清凉涤暑之剂,服后诸病不解,热度益增,精神昏迷。林某忧笃,乘夜求诊于余。按其脉左右关尺沉细,寸部浮紧,知邪尚未入里,窃以产后气血两虚,治宜重产轻邪为念,故用加味芎归汤,佐益母丸乙粒主之。进服二剂,前症悉除,惟其脉象仍虚,正气未复,再进十全大补汤二剂,以善其后。及病愈之后,其夫诘余,大暑之时,安敢用干姜、桂、芪而治外感病之理。余曰:药以愈病,因病制宜,不能泥时不化。尊嫂之病，虽外感寒邪，惟邪尚未入里，不宜寒凉清热之剂，使邪乘虚而入，变症百出，何可儿戏。余诊斯症之时，以产后重产轻邪为戒，参其二便如常，寸脉虽数，关尺仍弱，此邪未入里之明证，故主用加味芎归汤。以人参、归、芎养正驱邪，干姜以去虚热，且能用药入经，又有去恶养新之能，少佐紫苏梗，使在表之邪，有出路之机。后外邪虽解，正气未复，故用十全大补汤，使体得复原，此不治之治也。故凡治症，有时症兼有是脉，虽大暑炎热，以干姜、桂、芪不足畏也，此所谓舍时从症，深合《内经》以热治热之意，林某始恍然。

（《中医指导录》1934 年 5 月）

产后小便不通治

章寿芝

毕君怀之如夫人，素体丰肥，肝脾气旺，痰湿营热偏胜之质。本年九月下旬，胎前即形小溲不畅，彼等以为胎气所致，产后即可痊愈，并未诊治。十月上旬分娩，娩时甚属艰难，不料产后竟至不通，腹胀如鼓，百法无效。第三日早遂送至宝盖山西医女科病院诊治，女医士用象皮条塞入前阴，吸气里射尿即流出，惟早出入暮又胀，非该皮条不能收效。如是数日，总不能自解，西医又用清水由谷道射入，冀其大小便同出，施法半日，点效固无，而病者疲惫已极，不胜其手术之扰，于是相延十余日依然如故。毕君与余素称世交，感情最洽，因是过商，挽余一诊，第因情难推辞，只得赴病院一走。

诣院时托为亲戚来问视者，诊其两脉细数尺部独大，气色既佳，饮食亦好，惟小溲不能自解，大便稍形秘结，比外并无他种病状。余辄语毕君曰：如夫人质素健旺，痰湿营热自然两胜，后百脉空虚，湿浊败瘀乘虚下注小肠，受盛失司，膀胱气化无权，蕴结化火，以致愈塞愈壅，当此气体渐复，若不从速图治，犹恐或成痼疾，斯时危险诚不可测。然湿热化火，蕴结坚固，非苦寒清化不能为功，勿以产后宜温泥守俗例也。毕君曰：然。于是即拟导赤散加味,清小肠之火,开膀胱气化,佐以化瘀渗湿。方用:细生地四钱,细木通一钱,甘草梢一钱,粉丹皮二钱,当归须二钱,桃仁泥二钱,粉萆薢三钱,石菖蒲一钱,西滑石三钱,车前子三钱,淡竹叶十四片。服后至半夜,溲有赤浊如脓两酒杯,腥秽触鼻,隐约似疼。是时正值女医士来施手术,病者告之,医士阅后摇头者再又邀二医士来共视,皆以不佳。于是谓病者曰:既在我医院,当从我法,尔等乱服他药,将来或有意外,本医院不能负责。言毕似甚愤懑,匆匆遂去。盖病者服药已为所知,诘朝毕君复来述其颠末。继哂曰:区区浊物,已能自解,正予我人希望之地,该医士反惊讶不已,足见医理浅陋,与我国相埒奚啻天壤,其手术固未尽善,病情尤属茫然,若不速离该院,是铤而走险,久则必至偾事。仍将原方乞余增减,余曰:昨夜所行赤浊如脓,湿热化火,内结少肠。余言已著,但火势炽甚,当稍加泻火之品,于是去桃仁、滑石、菖蒲,加制军三钱,黑山栀二钱,白知母钱半,川黄柏一钱,两服已通。惟溲时仍未如曩日之畅,知是余湿未净,遂去制军、丹皮、竹叶,加广木香一钱,赤茯苓三钱,建泽泻钱半通气化湿,知母、黄柏用盐水炒,三服霍然。当此竞争时代,人民醉心西派,余述此症并非自炫,已能正可令世人见西医学术之一斑。

(《神州医药学报》1915 年 9 月)

产后泄泻验案

戴穉香诊　叶劲秋[1]录

泄泻之病,概责之脾。脾阳充盛,湿不易停,产前胎火本旺,多啖瓜果,以润胃燥。奈胃润而脾阳困矣,脾阳一困,则健运无权,输化乏力,是即泄泻之所由作也。临产之际,陡患泄泻,迄今旬外,未曾或减。昨晚又增脘闷自

---

① 叶劲秋(1900—1955):字秋渔,浙江嘉善人。早年毕业于上海中医专门学校,后任上海中国医学院教授。中华人民共和国成立后,尝任上海市卫生局中医编审委员。对中医理论问题颇有研究,著作有《中医基础学》《临证直觉诊断学》《伤寒论启秘》等。

汗,四肢欠温,六脉均微细无神,有如脱象,舌边光滑,中后腻黄。中土受戕,脾阳告匮,痰湿不化,虚阳上僭,症情险恶,喘脱堪虞。用药和补两难,措手殊非易易。勉拟实脾固摄法,冀其肢温、汗止、便实,或可挽救于万一。

土炒于术一钱,西芪皮一钱,炒诃子皮八分,姜水炒潞党二钱,辰茯神三钱,炒广皮八分,煅紫石英五钱,炮姜炭五分,归身炭二钱,原金、霍斛各二钱,伏龙肝(煎汤代水)二两。

［二复］脾镇中州,升腾心肺之阳,提防肾肝之阴。前进实脾固摄法,头汗已止,胸脘似舒,四肢已暖,惟心虚若荡,便仍不实,略觉烦热,脉转虚大。脾元不振,镇摄无权,仍宜前法进治,得更应手,方入坦途。

水炙西芪二钱,煨诃子皮二钱,焦白芍五钱,归身炭二钱,辰茯神三钱,土炒于术二钱,米炒潞党三钱,熟枣仁三钱,罂粟壳二钱,春砂仁五分,煨肉果一钱,水炙甘草五分,伏龙肝(煎汤代水)二两。

［三复］阴平阳秘,精神乃治,产后久泄,肢冷自汗,阴竭阳亡,顷刻可危,迭进实脾固摄法,诸疴均退。惟大便未实,卧后神识模糊,肢尚欠温,咳呛无痰,脉细带涩。中气受戕,心肝阳扰,肺宣胃降,两失其宜,拟易静镇化痰安神法。症情变幻,吾将无策以应。

紫石英六钱,焦远志五钱,原枝霍、石斛各二钱,炒半夏曲三钱,水炙甘草四分,西芪皮二钱,煅蛤壳六钱,归身炭五钱,辰灯心二束。

［四复］滑泄近止,神识已清,脾元渐振,生化有权。惟右颊微肿,咳嗽气逆,肺胃浮热化风上扰。脉已有神,舌苔薄腻。能不变迁,才许出险。勉拟培养中元,略参甘平润肺。

米炒潞党三钱,土炒于术五钱,焦扁豆三钱,米炒麦冬五钱,归身炭二钱,煨诃子皮五钱,真川斛三钱,辰茯神三钱,水炙甘草五分,冬瓜子四钱。

［五复］丹溪云:产后清虚之体,虽有变患,总宜顾本为主。前进培养中元,甘平润肺之剂,颇为中肯。惟胸脘少闷,咳嗽频频,牙龈微肿,尚未告痊,所幸者大便滑泄已止。中元有来复之机,但胎前积疾积湿,未能净尽,尚在肺络。今拟蠲饮六神汤加减,镇静化痰为剂。

旋覆花三钱,辰茯神四钱,石菖蒲六分,半夏曲三钱,焦远志五钱,麦冬炭五钱,盐水炒橘红八分,煅蛤壳六钱,冬瓜子三钱,生熟谷芽各四钱。

(《中医杂志》1921 年 12 月)

产 后 泄 泻

李健颐①

民国元年季冬,家二嫂,产后泄泻,流连半月,日甚一日,甚至四肢厥冷,大汗淋淋,气息奄奄。举家惊惶无措,家父素擅医,常应人诊,深悉此病,系中气虚脱所致,投以补中益气汤,倍加西洋参。服后泄泻止,而脉转洪大,手足大热,口渴气促,心悸胸跳,辗转不安,此正药不瞑眩,厥疾不瘳之候也。嫂之外家诸人,睹状大声呼骂,云何不另延他医诊视,殆视媳为他人子,亦如秦越人之视肥瘠,漠不关心耶。不然,何以视命若草菅。予父无奈,听其延请某医。诊视之时,该医便谓,病已入膏肓,不可救药。旋阅补中益气方,又谓此病因火热迫泻,此方药犹抱薪救火,危孰甚焉。嫂之外家诸人,气尚未平,乍闻此语,更怒发冲冠,骂不绝口。并谓某医云,若早请先生,必不至危殆如斯,惟望速赐良方,立起沉疴,感恩不浅。某医执笔构思良久,断为热结夹痢,即开三黄石膏汤方,加知母。临去之时,尚言非此药,恐难挽救。家父以此病由产后元虚发泻,何堪用此峻下大便,正如落井投石,反速其死乎,万不可服。乃坚令前方药渣再煎服,设有差错,吾独负责。至夜果四体和平,精神清爽,诸病皆释,嫂之外家诸人,转怒为喜,且曰不服某医之药,洵为万幸。乃知医者之误治,有显而误者,有隐而误者,智者见其远,愚者见其近。显而误者,人人皆知,隐而误者,非智者莫之觉也。家二嫂服补中益气汤,反见身热脉大,体倦心跳,皆谓服药之误,变为不治之症。若是时不熟思审处,贸然进某医之药,而至于死。愚者且将谓补中益气汤之害,虽服某医之药,

① 李健颐(1894—1967):原名孝仁,号梦仙,福建平潭人,近代颇有影响的医家,福建省人民政府第一批名老中医。家中三世为医,其父精于医术,李健颐从小受其启蒙,勤读中医书籍,随父诊病。后毕业于上海中医专门学校,奠定中医学理论和实践的基础。对鼠疫有系统研究,创立治鼠疫"二一解毒汤",制成"二一解毒注射液"。编著出版《鼠疫治疗全书》,于 1935 年由上海中医书局出版。

亦补救不及,是某医之误,反为无误矣。幸未服其药,而补中益气汤,始得其功。不则,匪特家二嫂受其害,即家父亦蒙不白之冤。兴言及此,令人汗流浃脊,家父自此战战兢兢,益自警惕。每谓医生用药,差之毫厘,谬若千里。故易篑时,执余手而告之曰:为人子不可不知医,汝当勤读医书,深究医理,一则可以保身,一则可以济世,良医功同良相。此语不谬,余三复斯言,孜孜汲汲,不敢少懈,惟恐有负先人之遗训也夫。

(《医林一谔》1932 年 5 月)

产后病之治验

杨书培

一妇体质瘦弱,症起于前年产后五日,因劳夜不成寐,便结数日一行,五心发烧,浑身亦热,干呕频频,时有顽硬黏痰。舌苔薄白,其质绛,两尺两寸脉形软弱,左关弦,右关弦数。月事两三月不行,前来甚少,兼紫色。饮食不思,头部疼痛,脑门尤甚,屡服西药未效。予以为阴气先伤,阳气独发,不肯归窟,露则成火,火能克万物,遇热者必投凉,见虚当补,勿执产后宜温之说,逐瘀为先。初以黄连阿胶去黄芩,继以三甲复脉、大小定风、二至等汤,出入化裁,一旬恙减,二旬恙痊。

按:产后便结身热,得之阴虚十之七,阳虚者十之三,此舌绛苔薄白,易认阳虚,不易认是阴虚。也然经闭不行,行需二三月,日少而色紫,可知血虚而热。倘投微温之品,阴不复而阳不藏,反升腾扰乱。朱丹溪曰:产后当大补气血,虽有他症,从末治之。仲景有亡血禁汗之文。沈目南[1]谓:仲景发明产后气血虽虚,然有实症即当治实,不可顾虑其虚,反致病剧。张景岳云:产后有表不得不解,有火不得不清,有滞不得不导。然必审恶露之有无,体质之强弱,阴气之存亡,再参四诊,为标准耳。

(《医学杂志》1923 年 6 月)

---

[1] 沈目南:即沈明宗,字目南,号秋湄,清代医家,槜李(今浙江嘉兴西南)人,编注《伤寒六经辨证治法》等。

产后腹痛治验

曾秀星

产后腹痛,为妇人常见之疾苦。其原因类多相混,检视医籍妇科,有产后败血冲心,入肝入胃,与蓐劳、儿枕等患,揆厥条理,大都由胞宫虚寒,积致为瘀,而累及各属生理部分,遂构成暴作诸痛一大原因。然其痛又似不必厘定,惟一瘀血者,奈何时医相沿,谓生化汤加减,可治产后百病之陋习,往往钻水求酥,不亦甚乎。余每从实验心得,方知产后痛无专属,间有风寒内陷者,有如余华君妻,年臻三旬,素质屡弱,产后腹痛欲呕,几濒于绝,经中西医积极治疗,延持五十余天,绝无效力,始终藉用麻醉性芙蓉膏,此亦不过隔靴搔痒,偷赖时日已耳。最后易余诊察,乃得经验成绩一案,爰叙下列,请登本刊,分诸讨论。

[病名]为少阳腑证。

[症状]呕逆腹痛,脉象左寸细数,左关沉弦,右关沉紧,舌燥鲜红,舌根灰色,咽干口苦微渴,目眩便闭,小溲短涩,食欲不振,肢体倦怠,但外无寒热往来,与头痛独汗,内无胸胁烦满痞结。

[原因]病者弱质,又经产后,血液消乏,外卫未能充分布护,偶因失慎,致外冷空气,乘虚侵入三焦膈膜,当心胞部分,不能主持上焦血脉,乃热壅膈间,无以融贯于中,则胃反感生寒,阻其升降机息。

[诊断]脉象病型,恰合《伤寒·少阳篇》腑证例也。其例有区别痞痛利呕四证,本论呕痛为四证规定之一,盖胸为阳部,寒邪从之以热化,遂成炎上而欲呕之势,膈下中焦之属,不得包火温养,寒气弥漫胃膜,而阻其升降之机,此腹痛所由作也。若三焦者,乃脏腑之总管,营卫出入之道路,故曰内主膈膜,外司腠理,凡邪内陷,必藉其枢机以出路,又当赖胃气充满以运枢,今胃失其令,开合无权,故不寒热往来于外。若膈热者,尚得越发于上,使胸胁之势稍宽,故不烦满痞结,胃阳不振,水津不升,故无头汗,眩苦咽干,乃热邪傍走空窍,在提纲必有之因,邪气内拒,则倦于纳谷,大便闭结,小溲短涩,皆

因温化机衰弱。舌形为胃寒胸热所变象,脉象左寸细数,乃应虚热上浮,右关沉紧,即寒邪攻胃之验,弦沉又在少阳部位,至于水谷不滋,肢体所以感其困乏耳。

[处方]加味黄连汤　炒姜黄连、炙津草、北干姜、京桂枝、栝蒌根各三钱,老山高丽、制半夏各二钱,大枣三枚。

[方解]以参、甘、大枣柔润补品,入胃养液;干姜辛热,温中散寒;半夏苦温,性专降逆;以上调和胃气,使入腹之后,听胃气敷布上下,调理阴阳;再用桂枝辛甘,宣发太阳之气,载黄之苦寒,从上焦阳分泻热,不使其侵入太阴;又佐栝蒌根,引水上升,以达桴鼓之应。王晋三[①]谓此方,即小柴汤之变法,以寒热标补兼用,仍不脱和解之范围。初进两剂,则呕渴已告平复,痛亦减少七八。但是越日转泻,再往擪[②]息,左关脉转浮,势知非下陷之泻,乃邪已有向外先兆,右关不似转绳,是寒凝撤而转泻,既泻按脉犹实不缓,乃知正虚,指下迫迫不清,其邪犹实于内,左寸转较柔和,寻思起来,脉紧而主痛,今脉实则痛多失,为寒不凝,其邪仍盛于内,况经此泄泻,胃气愈弱,必使其兴奋,惟治法已不难一鼓而下,遂改拟升阳益胃阳,按此方标补中,扼要在于升达。

[处方]老山洋参、天星术、盐黄芪、漳叠苓各三钱、炙甘草、西归王、四陈皮、姜黄连各二钱,酒防风、羗[③]独活各一钱半,炒泽舍、酒白芍各三钱,北柴胡二钱半,生姜一钱,红枣三枚。

[效果]两日间,连进三剂,越晚突起头痛如破,渴欲引饮,已而发作寒热,剧势异常,遂成疟疾,间日一潮,经三度之发作,而病始得完全廓清。继服生物,自己善后调养,未几恢复原体矣。

[结论]按此病,虚延两匝月,医经十余人之手,药续五十剂之多,穷尽其术。寖至病势有岌岌之危,经余旬日之中,只投五剂,遂得心应手。证此先后治法,诚觉轻浮暇豫悬殊,惟其胜败常情,固非皎厉之论,要之解决生理,既乏烛照数计,亦必持有经心,方能达到相当病理。不则,以模棱迎合,

---

① 王晋三:即王子接,字晋三,清代医家,长洲(今属江苏苏州),著有《绛雪园古方选注》三卷。
② 擪(yè):用手指按捺。
③ 羗:疑作"羌"。

一误再误,使病者迁延日久,毕势垂危,断难幸免。余不揣固陋,爰献一愚之得,希勿见鄙。

（《光华医药杂志》1935 年 12 月）

产 后 中 风

竹芷熙

邻村孙氏妇,产三日,忽口眼歪斜,手足牵引,语言不出,但热无汗,呼气若烟,鼻煤齿焦,苔黑而燥,口开脉数,头痛如捣蒜。详问其由,此妇胎前已患头痛多日,新产三日内,似乎略平,今忽大作,因产时去血过多,肝不藏血,风无所制,风既无制,则火从风生,风因火起,若用续命等汤,恐不济事。遂为拟鲜生地一两,天花粉五钱,羚羊片钱半,鲜菖蒲三钱,川贝钱半,鲜石斛三钱,苦杏仁三钱,犀角汁二瓢,荆竹沥四瓢,生姜汁三滴。一剂后诸恙悉已,唯头痛不能尽除,大便不通。又服大生地、生锦纹(酒炒)、苏薄荷、瓜蒌仁、柏子仁、双钩藤、生甘草、独活、生白芍,服三四剂而安。

（《绍兴医药学报》1916 年 11 月）

产后风痹治验

何志仁

大律师宣钜诰之妻(与愚之妻兄弟也),年三十五,因产得病,以致半身不遂(右),手足不仁。迎余诊之,脉弦细,苔微白,微恶寒。是系产后大血空虚,风邪客于经络。遂用全当归三钱,生黄芪五钱以养血,虎胫骨四钱,鸡血藤二钱以祛风。转思今岁,太阴湿土司天,太阳寒水在泉,据时不免寒湿,且《经》云风胜为行痹,寒胜为痛痹,湿胜为着痹。然其下有胜字,必是三气合而为痹,非独一气使然。用防己、茯苓以除湿,干姜、桂枝以逐寒,服有三剂,足能步而手能握。后用寿甫先生《衷中参西录》中之偏枯汤五剂,遂转弱为强矣。

(《三三医报》1923年10月)

产后肠痈治验案

刘丙生

辛丑秋,朱翼清妇,生产之后腹痛甚,不眠、不食、呕吐。镇江诸医东手越河王氏名医也,身价之昂冠于一郡,医治多日,亦辞不治。时朱住于演军巷祝姓后进,因祝子肺劳病待毙者,余许其能愈,亦延作一诊。余见其两尺洪大数长,舌心黄刺如小舌,现症口渴不能起床,断为大肠痈,当下去其脓包始愈。用增液承气汤七剂,下一二寸径圆球,剖之薄膜之内皆红白相杂之脓也,遂愈。祝姓子因朱之定力,其病亦愈,后十年复患肺劳,因朱已另迁,无人定慰之,遂信不坚。更西医治月余,吐血三日而死,后尸身如青莲色,甚矣信。医之难,如国家用将也,信用而不能坚忍,虽有韩信,不能灭项与刘也。

(《神州医药学报》1915年9月)

产　后　指　迷

吴少云

产妇脾胃欠强,最忌油腻,偶有不慎,停滞于中,于是相当饮食,转而减少,脾胃日更衰败。且产妇血去之后,津液不足,若食辛燥之味,时在暑天,为害尤甚,致令百脉脱离,五液告竭,酿成损症,洵可哀怜。

更有煮糯米为安胎粥者,夫糯米性黏难化,最能发症成积,病人小儿皆当禁忌。产后注重活血,产妇等于病人,食此必多流弊,绝不若灿米为平稳也。

猪蹄汤、老鸭汤,两者亦有宜忌。猪蹄汤不若老鸭汤,盖鸭虽凉性,不知猪性更凉,且猪能染湿生痰,鸭能补虚清热也。

产后无病可吃生化汤三四剂，有病则因病主治，因人加减，处处抱定产后要紧。如是寒症，自当从容温散，若是热症，是必急急救火。每有无知之人，从中阻止，谓产后忌凉，真误事不浅。盖产妇比破屋也，破屋失火，若不急救之以水，当立成灰烬矣。余有验案数条，录之就正高明。

西桥箩夫张小锁子妻，产后病瘟，某医用生化合柴葛解肌投之，便舌干黄，脉洪数，气喘面浮，大热大渴。延余诊时，病者欲饮凉水，即主以玉女煎，一服稍安，再服为汗，三服痊愈。

陈淦尧妻，产后七日，脉小弦，舌红薄，二便秘涩，每晚有巨鬼伏其身，巫医罔效。时余道行南沙，舟促余归，旋诊断曰："非鬼也，夫魂藏于肝，肝火内炎，魂欲归舍不可得，故如巨鬼伏其身耳。"令取鲜生地绞自然汁，得半中碗，合以甘蔗浆，断续饮之，二便俱通，鬼亦不至。

钱内侄艺圃妻，产后八日，舌浊脉芤，恶寒身亢热，某医用当归、荆芥等表之，得微汗，便舌薄脉散，气短颊赤，竟至欲绝之象。余改用增液汤，加西洋参、白芍、藕汁、童便服之，津回气平，神清脉缓。盖虽恶寒身热，似属表象，而脉芤则血虚也，绝不能混施温剂。

赵教员子仪妻，产后旬日，病舌腐心悬，渴思冷饮，令食水梨、广橘、戒馓子①、糯米、胡椒等，不药而愈。

石教员介如妻，肝阳素盛，产后去血过多，内风欻②动，经某医温散之，遂神呆语错，日夜不安。余进以小生地、天竺、黄丹皮、竹沥等，一帖霍然。

刘评议伯宾云，曾在洋岸治一周姓妇，产后四日因血虚化燥，舌赤脉弦，烦躁不安，溲红便秘，犀角地黄汤加麦冬、石斛，两服而愈。

余琐言及此者，非谓产后必当服凉药，盖产后既患热病，每因不服凉药贻误多端。窃愿当产后家，俯纳余言，而药医者，更察微索隐，因病定方，幸甚幸甚。

（《中医杂志》1922 年 9 月）

---

① 馓(sǎn)子：一种油炸的面食。
② 欻(xū)：忽然。

记产后喘疾误治险证

钱赤枫

邻区李右,年三十六,妊娠八月余,咳嗽微喘。前医迭进温散风药,大喘不已,失血盈盆,经炎调治,咳喘渐平,失血已止,不数日而分娩,咳嗽虽未全余,而饮食精神尚佳。时值年关,烦劳口腹不慎,复加新感,身热恶风,咳喘大作,倚息不得卧,复延前医诊治。李夫谓先生曰:内人胎前病,邀钱君治愈,兹又发病,恐渠又用凉药,于产后非宜,故请先生诊治。医云:产后忌凉,况尊阃①系咳嗽痰喘,又在正月,属寒无疑。拟方一服,咳喘尤甚。李夫见症暂危急,仓皇无措,亲邻咸耸李夫,仍延余一决生死。李仍执前说,亲邻言之不已,即舟来邀至其家。即闻喘声,望其人目若直视,烦渴肢凉,喉嗄②咽痛,肢面浮肿,诊脉细数,舌苔淡腻,尖红少津。询及前方,即小青龙加减也。炎曰:此症危急万分,切不可以产后而禁用凉药为言。病家皆云,生死付之先生,虽死亦无怨也。随即疏方:麻黄五分,杏仁三钱,生石膏八钱,马兜铃五钱,紫石英五钱,葶苈子五钱,栝萎皮、根各三钱,知、贝母各三钱,射干钱半,白芍二钱,冬瓜子皮各四钱,竹叶卅片,竹茹钱半,胡桃肉。当令服头煎,咳减喘松,晚服二煎,十二时后稍解倚卧。次日复诊,前方加生苡仁八钱,连服二帖,咳稀喘渐平,肿势渐消,后食渐进。后随症加减,调理月余而愈。

(《中医杂志》1924 年 12 月)

产后肿胀治验记

顾小田

胎前宜凉,产后宜温,夫尽人而知之矣,但或时竟获其反。予曾治华德

---

① 阃(kǔn):内室。
② 嗄(shà):嘶哑。

路黄姓妇人,于春二月中分娩,十四朝陡起肿胀,始则头面突浮,医进普济消毒法,未效。既而蔓延腹部,下迨足胫,势益以危。戚友中荐予为之诊治,达病室,室内湫隘①,窗牖紧闭,侧燃火炉,且暮不辍,煤气燥烈,迎鼻而入,病者倚被兀坐。若夫,若姑,围绕左右,忧形于色,咸如疾不可为之状。举按脉象,浮洪且数,左关弦急。肤热炙手,面上壅肿,口渴频饮,喘咳气粗,舌红而燥。主人询究病理之吉凶,并恳鼎力挽救。予曰:此肿非属外感风温,内停湿热者比,原因产后血舍空虚,孤阳失潜,阳气独旺,又以房室太暖,空气少通,煤毒充斥,熏灼肺胃,肺失清肃,肝阳亢烈。《经》旨所谓:诸胀腹大,皆属于热。《原病式》言:热胜于内,则气郁而为肿也。又云:阳热气甚,则腹胀也。夫新产血气暴虚,腠理疏豁,寒凉固属不宜,过温亦能致病。盖过温则热,热则阳气沸腾。《经》云亢则害,承乃制,此肿胀喘咳之所由来也。疗治之法,亟宜清热解毒,以折腾灼之威,方可有济于万一。遂令撤去火炉,以杜气焰熏蒸。方以羚羊片一钱五分,桑叶皮三钱,杭菊二钱,光杏三钱,象贝二钱,紫菀、丹皮各钱半,黑山栀三钱,大腹皮三钱,茯苓皮三钱,防己、怀七各三钱,通草一钱。一剂而锐势见减,乃于原方,加冬瓜皮五钱。再剂面肿顿消。又于原方,减去桑、菊,加陈皮钱半,旋覆花二钱。如此二剂,诸症咸安。乃宗丹溪法,调理而瘳。

惟此症,先后羚羊共需六钱之多,设泥产后戒忌寒凉,及执上肿发汗,下肿消利之法,病不见殆哉,鲜矣。张介宾云:产后气血俱去,诚多虚证,既有表邪,不得不解,既有火邪,不得不清。旨哉斯言,询不我欺。

（《医界春秋》1928 年 12 月）

【编者按】

产后验案篇中收录多例产后病的治疗验案,按病种分类有产后厥逆谵狂、产后伏暑、产后暑温、产后血热、产后伤寒、产后小便不通、产后泄泻、产后腹痛、产后中风、产后肠痈、产后喘疾、产后肿胀等。产后病的分类与当代妇科

---

① 湫隘(jiǎo ài):低洼狭小。

临床产后病的分类虽有一定差异,但从本章内容中可以大致了解民国时期医家治疗产后病的概况,以及当时的产后多发病、常见病及急危重症诊治。

如《产后厥逆谵狂治验案》中患者妊娠将足月,忽发子痫症,产后仍厥逆昏糊,本案可归属于中医"子痫"的范畴。妊娠晚期或临产前及新产后,突然发生眩晕倒仆,昏不知人,两目上视,牙关紧闭,四肢抽搐,全身强直,须臾醒,醒复发,甚至昏迷不醒,称为子痫。本案子痫是从产前延续至产后。子痫是产科的危急重症,严重威胁母婴生命安全,直至当代仍是孕产妇及围产儿死亡的重要原因之一。本案医者治疗时,患者已多用温补,无效更剧,厥逆昏糊,面如冠玉,宝光犹存,唇爪皆红,脉数大而长,有力振指,两尺尤甚,医者认为此病热达极点,阳明胃实有余之症,治以增液承气汤,加咸寒犀、羚、三甲,以大黄一两取汁,服灌之尽。后以此法加减治疗,至脉象和平,热象全解,厥逆谵狂始定,而神志尚有妄言妄笑之时,用薄荷油,后神志清明,不复妄言妄笑。整个治疗过程,结合患者具体情况辨证论治,不拘泥于产后宜温补之说,大胆应用下法,此案危急重症最终治愈,值得细细揣摩。

如《产后暑温治验》记录了医者治疗产后暑温症的过程。患者新产后,发热至 40 摄氏度,并见咳呛气喘,神昏谵语。本案可归属于中医学"产后发热"范畴,以产褥期内出现壮热、烦渴、汗出为主症,相当于西医学"产褥中暑"范畴,即产褥期间产妇在高温闷热环境中,因体内余热不能及时散发而引起中枢性体温调节功能障碍的急性热病。临床上主要表现为高热、水电解质代谢紊乱、血液循环衰竭及神经系统功能损害等。本病起病急骤,病情发展迅速,如果处理不当,常遗留严重的中枢神经系统障碍的后遗症,甚至死亡。在民国期刊中有较多此类案例,可能与当时的生活条件(夏季高温天气,没有空调等降温设备)有关,也有可能当时某些产妇受旧风俗习惯影响,在炎热暑天深居室内,紧闭门窗,身穿厚衣,扎袖口和裤口,恐怕"受风",因而致使散热受到严重障碍而引起产褥中暑。本案医者宗《内经》"有故无殒"之旨,以大剂白虎汤进之,一剂知,二剂已。足见辨证契合,则效如桴鼓,可供借鉴。

如《产后小便不通治》中患者素体丰肥,肝脾气旺,痰湿营热偏胜之质,胎前即有小便不畅,以为产后即可痊愈,并未诊治。分娩时甚艰难,产后竟至小便不通,送至西医女科病院诊治,行导尿术。10余日小便不能自解,赖于行导尿术。本案属于"产后小便不通"范畴,本病多发生于产后3日内,亦可发生在产褥期中,以初产妇、滞产及手术产后多见,为产后常见病,相当于西医学"产后尿潴留"。本案后请中医治疗,医者认为湿热化火,膀胱气化失司,治以苦寒清化,拟导赤散加味,清小肠之火,开膀胱气化,佐以化瘀渗湿。后在此方基础上加减,数服即愈。

本章选择的产后病验案,病种范围涉及较广,辨治思路有鲜明的特色,治疗方法较丰富,可供临床参考借鉴。